Alfred **POURREYON**

Tabes Conjugal

et

Tabes Hérédo-Syphilitique

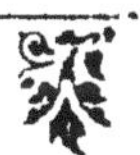

Imprimerie des Thèses de Médecine

Ollier-Henry et Cie

Libraires-Éditeurs

8, Rue Casimir-Delavigne

PARIS

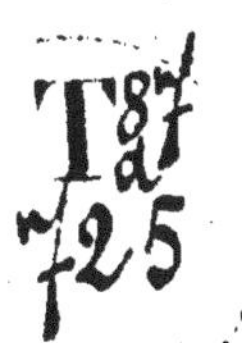

TABES CONJUGAL

ET

TABES HÉRÉDO-SYPHILITIQUE

Alfred POURREYON

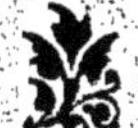

Tabes Conjugal

et

Tabes Hérédo-Syphilitique

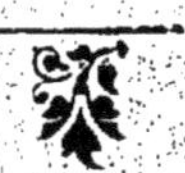

Imprimerie des Thèses de Médecine

Ollier-Henry et Cⁱᵉ

Libraires-Éditeurs

8, Rue Casimir-Delavigne

PARIS

AVANT-PROPOS

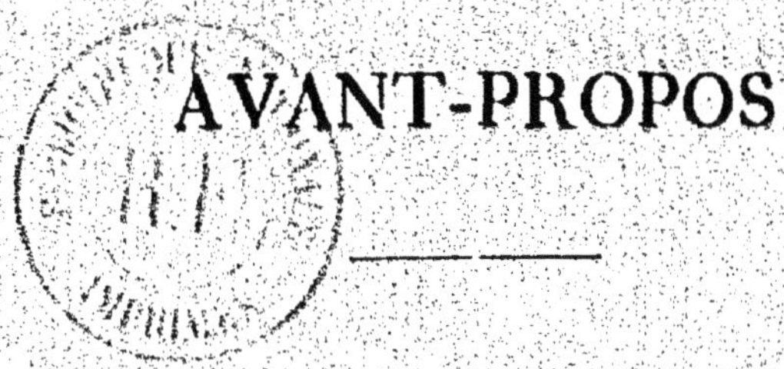

Au début de ce travail, je tiens avant tout à assurer M. le Docteur Babinski, de ma profonde gratitude pour la bienveillance avec laquelle il a bien voulu m'accueillir au nombre de ses élèves, et pour les nombreuses marques d'intérêt qu'il m'a données en me guidant dans le choix d'une thèse et en me prodiguant ses conseils.

Je veux ensuite remercier les maîtres dont j'ai suivi l'enseignement dans les hôpitaux.

Tout d'abord, MM. les Professeurs de l'Ecole de médecine de Clermont-Ferrand et particulièrement MM. Bousquet, Du Cazal, Lepetit, Cavalié, Billard, Planchard et Maurin, qui m'ont enseigné les premiers principes de la science médicale ;

M. le Docteur Petit, dont j'ai suivi un an le service à l'Hôpital de la Pitié ;

M. le Professeur Pinard, qui par ses savantes leçons cliniques m'a initié à la pratique des accouchements ;

Enfin M. le Professeur Fournier, dont je suis l'un des derniers élèves et non des moins reconnaissants, et M. le Docteur Milian, son chef de clinique.

C'est un devoir bien agréable pour moi de leur adresser à tous l'expression de ma sincère reconnaissance.

Je prie M. le Professeur Raymond d'agréer mes remerciements pour le grand honneur qu'il m'a fait en acceptant la présidence de cette thèse.

INTRODUCTION

Le tabes dorsal ne frappe pas toujours un individu
isolé. Il arrive, et ces faits sont connus depuis longtemps
et sont aujourd'hui assez nombreux, que deux conjoints
en soient atteints. C'est ce que l'on a tout naturellement
nommé le tabes conjugal.

Il est aussi des cas, où des enfants ou même des personnes plus âgées, deviennent tabétiques, et manifestement par suite de leur hérédité, soit que l'on puisse poser
le même diagnostic chez un de leurs parents ou chez
tous les deux, soit que ceux-ci en soient indemnes. On
a désigné ces faits sous des noms divers : tabes infantile,
juvénile, héréditaire. Les auteurs français, MM. Fournier,
Barthélemy, Babinski, les ont appelés tabes hérédo-syphilitique. Nul autre terme ne leur convient mieux, et ne
les définit mieux.

L'expression de tabes héréditaire qui a été employée
établit une confusion avec la maladie que Friedreich
nommait ainsi, qui depuis porte son nom et qui diffère
essentiellement du tabes vrai. De plus, elle ne permet pas
d'étudier les cas qui surviennent chez des enfants dont
les parents sont bien portants et où par suite la maladie

no saurait être héréditaire. Enfin elle no serait pas juste, car il semble bien que le tabes n'est pas héréditaire à proprement parler quoiqu'il relève d'une tare héréditaire : la syphilis.

Si l'on donne à ces faits, avec certains auteurs les noms de tabes infantile ou juvénile, on ne peut réunir que des cas survenant à un âge défini et on néglige les autres. On laisse dans l'ombre la notion d'hérédité.

Le terme de tabes hérédo-syphilitique fait bien comprendre comment dans ces cas le tabes peut frapper aussi bien l'enfant seul que parents et enfants à la fois ; comment sans être héréditaire, il dépend cependant de l'hérédité et comment il peut apparaître chez des enfants comme chez des personnes plus avancées en âge.

Je justifierai plus loin cette expression en montrant l'hérédo-syphilis à l'origine de chacun des cas observés.

J'ai déjà exposé que l'on pouvait voir plusieurs membres ou même tous les membres d'une même famille frappés par le tabes auquel on pourrait alors donner le nom de familial.

C'est à ces cas particuliers de l'histoire du tabes que je veux consacrer ce travail et j'ai exposé pourquoi je lui ai donné le titre de tabes conjugal et de tabes hérédo-syphilitique.

J'ai cru pouvoir en rapprocher les faits analogues observés dans l'étude de la paralysie générale. On peut voir en effet deux conjoints atteints de cette affection, ou l'un tabétique, l'autre paralytique général. Enfin les cas, que pour les mêmes raisons que pour le tabes, je pour-

rai désigner sous le nom de paralysie générale hérédo-
syphilitique sont même beaucoup plus fréquents que
dans le tabes. Les liens étroits qui unissent ces deux
maladies, me permettent, je crois, de les réunir. Il me
semble superflu d'insister longuement sur la parenté de ces
deux affections. Depuis Duchenne en 1859, Baillarger,
Westphall, Jaccoud, Magnan, Foville, Raymond, se sont
attachés à montrer qu'elles mêlaient souvent leurs symptômes et que l'on pouvait trouver entre leurs formes
classiques toutes les transitions. Joffroy en fait deux cou-
sines germaines, un autre deux sœurs, un troisième les
considère comme n'étant qu'une seule et même maladie.
Les thèses de Nageotte et de Stojanowitch en 1893 ras-
semblent les travaux faits pour mettre en évidence
cette étroite parenté et Fournier en 1894 ne voit là qu'une
seule affection qui serait la paralysie générale quand elle
se localiserait dans l'encéphale et le tabes quand la moëlle
seule serait lésée. Il propose de lui donner le nom de
tabes cérébro-spinal quand l'axe cérébro-spinal tout entier
est touché et que les symptômes du tabes et de la paralysie générale coïncident. Bien d'autres travaux ont depuis
paru sur cette question, et l'accord est aujourd'hui presque unanime pour adopter l'opinion dont je viens de
parler. L'identité de l'étiologie et de la nature des lésions,
la communauté et la coïncidence des symptômes, l'analo-
gie du pronostic et même du traitement de ces maladies
sont la base sur laquelle elle repose. Quelques auteurs
admettent cependant que la paralysie générale peut s'accompagner de symptômes simulant le tabes, d'accidents

tabétiformes mais non de tabes vrai. Quoi qu'il en soit, j'étudierai ici les cas de paralysie générale conjugale et hérédo-syphilitique en même temps que les faits semblables observés dans le tabes.

Après avoir dans un historique, rappelé et analysé les travaux qui ont été publiés sur ces sujets et que j'ai pu retrouver, et y avoir ajouté quelques observations inédites, je discuterai ces faits et je m'attacherai à en faire ressortir l'importance pour la détermination de l'étiologie du tabes et de la paralysie générale. Je signalerai rapidement ce qu'ils peuvent avoir de spécial dans la symptomatologie et je dirai quelques mots du traitement. Je verrai en un mot quelles conclusions on en peut tirer.

HISTORIQUE

Je diviserai cet historique en trois parties. Dans la première j'étudierai la paralysie générale et le tabes conjugaux qui ne peuvent se séparer. En effet, en dehors des cas dans lesquels on observe l'une des affections chez les deux conjoints, il en est d'autres où le mari est tabétique et la femme paralytique générale ou inversement, d'autres encore où les deux maladies coëxistent chez le même conjoint.

La deuxième partie sera consacrée à la paralysie générale hérédo-syphilitique.

La troisième au tabes hérédo-syphilitique.

1° Paralysie générale et tabes conjugaux.

Je serai bref sur les travaux antérieurs à 1898. La plupart ont été publiés *in extenso* ou analysés dans les thèses d'Évrard, de Henri (1), de Crété (2), de Lalou (3)

(1) HENRI. Thèse de Bordeaux, 1891. Contribution à l'étude des rapports de la paralysie générale et de la syphilis. Paralysie générale conjugale. Paralysie générale juvénile.

(2) CRÉTÉ. Thèse de Paris, 1899. La paralysie générale chez la femme et la paralysie générale conjugale.

(3) LALOU. Thèse de Paris, 1899. Tabes chez les conjoints.

et je ne ferai que les rappeler sans m'y étendre longuement. Ces faits ne sont pas connus depuis fort longtemps;
la plupart des traités classiques en font cependant mention.

La paralysie générale conjugale aurait été signalée
avant le tabes conjugal.

Dès 1887, Goldsmith, Ludwig-Acker, Ziehen en auraient
rapporté les cinq premiers cas, tous chez des syphilitiques. Strümpell en 1888 publie la première observation
de tabes chez deux époux. Le mari s'était marié en pleine
période secondaire et 12 ans après il était tabétique ainsi
que sa femme.

La même année, Mendel rapporte à la Société de psychiatrie et de neurologie de Berlin, cinq cas personnels de
paralysie générale conjugale dûs à la syphilis. En 1889
Ormerod (*Hospital Reports*) trouve la paralysie générale
chez un homme dont la femme est tabétique. Tous deux
sont spécifiques.

Westphall observe trois fois la paralysie générale chez
deux conjoints avec syphilis certaine une seule fois ;
Stemerling un cas analogue avec syphilis ; Evrard rapporte 4 observations personnelles chez des syphilitiques.

En 1890 au Congrès de médecine mentale de Rouen,
Cullerre lit une note sur la paralysie générale conjugale.
Il l'a pour sa part retrouvée deux fois. Un troisième cas
concerne une paralytique dont le mari est tabétique. Il
apporte en même temps une observation de Bell. Dans
ces 4 cas on relève l'existence de la syphilis.

La même année, Dawson Turner publie dans le *Lancet*

un article où l'on trouve le tabes signalé chez deux époux syphilitiques.

En 1892, Goldflam observe un cas semblable, et Régis, dans un travail paru dans les *Archives cliniques de Bordeaux*, cite une observation de paralysie générale conjugale appartenant à Anglade.

Devey, en 1894, rapporte quatre cas de la même affection avec syphilis antérieure.

La thèse d'Henri de Bordeaux, déjà citée, rassemble tous les cas observés jusqu'à lui de para.ysie générale conjugale. Il ne trouve que deux observations de Westphall où la syphilis ne soit pas certaine.

En 1893, Mendel (*Neurologisches Centralblatt*, 16 mars et communication à la Société psychiatrique de Berlin), rapporte 7 cas personnels, 11 des auteurs. Il note 7 fois la paralysie générale et 2 fois le tabes chez les deux conjoints, 6 fois la paralysie générale chez le mari et le tabes chez la femme, 3 fois le tabes chez l'homme et la paralysie générale chez la femme.

La syphilis est trouvée 8 fois chez les deux époux, 5 fois chez le mari seul, dans cinq cas elle est niée ou n'est pas relatée.

Weir-Mitchell (*Journal of Nervous and mental disease*, New-York, 1895), cite 4 observations de tabes conjugal dont une personnelle. La syphilis ne serait certaine que deux fois. L'auteur fait ressortir que chaque fois la maladie a débuté chez la femme avant le mari.

Lührmann (*Neurol. Centralblatt*, 1895), publie un premier cas où la paralysie générale a débuté il y a 5 ans chez un syphilitique de 50 ans. La femme n'a eu qu'une grossesse terminée par un avortement. Elle présente la même maladie que son mari depuis quatre ans. Une deuxième observation est relative à un paralytique général de 41 ans qui nie toute syphilis, dont la femme présente un tabes typique avec arthropathie des deux genoux, et de plus une gomme manifestement spécifique et que le mercure guérit rapidement, à l'apophyse mastoïde. Cette femme a d'abord eu 9 enfants à terme, puis 7 avortements. Malgré les dénégations des deux malades, la syphilis est donc certaine.

En 1896 Erb (*Berliner Klinische Wochenschrift*) rapporte un cas de tabes conjugal chez des syphilitiques.

En 1897, une thèse de Paris celle d'Injelrans, publie une observation de tabes chez les conjoints, appartenant à M. Déjérine, où la syphilis est niée. La femme n'a jamais été enceinte.

Trevelyan (*Bristish Medical Journal*, 9 avril 1897), relate un cas de tabes conjugal avec syphilis antérieure.

En 1898, Krou de Leipzig (*Deustsche Zeitschrift für Nervenheilkunde*), publie deux observations de tabes, et deux de paralysie générale chez des conjoints. La syphilis est notée dans les antécédents.

Mendel (*Neurol Central*, 1898) a vu une femme tabétique dont le premier mari syphilitique est mort de paralysie générale ; elle a un second mari qui devient lui-même tabétique.

Etienne et Spillmann à la séance d'avril 1898 de la Société de Dermatologie et de Syphiligraphie, apportent

2 cas de paralysie générale conjugale et post-conjugale. Après une revue bibliographique ils développent leurs observations dont la première seule est relative à mon sujet.

Une jeune fille de 20 ans présente en 1897 une paralysie générale typique qui a débuté il y a un an. Après de longues recherches on apprend que dix ans auparavant elle avait eu des relations sexuelles discrètes mais certaines avec un officier d'infanterie dont la syphilis remontait à deux ou trois ans et avait été mal soignée. Ce dernier meurt lui-même à Marseille, au mois d'août 1897 de paralysie générale.

Joffroy dans la *Revue de Psychiatrie*, juin 1898, publie quatre observations de paralysie générale conjugale.

L'année suivante paraissent les thèses de Paris de Crété et de Lalou.

La première porte uniquement sur les cas de paralysie générale conjugale. Il étudie ceux qui ont déjà paru dans la science et en ajoute quatre nouveaux et personnels où la syphilis est deux fois certaine, deux fois probable.

La thèse de Lalou est consacrée au tabès conjugal. L'auteur y passe en revue les travaux parus sur cette question et analyse les observations ; il y joint deux cas de cette affection minutieusement observés l'un par MM. Raymond et Chevassus, l'autre par M. Déjerine. La syphilis est indiscutable.

Raecke (*Monatschrift für Psych. und Neurol*, 1899), rassemble 62 observations publiées, il en ajoute 7 personnelles avec syphilis. Il dispose ces 69 cas en tableau.

Il trouve la syphilis sûre dans 38 cas, probable dans 11, niée deux fois seulement. Dans les 18 autres, il n'en est pas fait mention.

Le 5 avril 1900, M. Souques présente à la Société de Neurologie deux conjoints tabétiques et provoque à ce sujet une discussion. Voici le résumé de son observation :

Le mari nie la syphilis, mais se rappelle avoir eu à 19 ans une écorchure de la verge qui mit plus d'un mois à guérir. Il se marie à 21 ans en 1880. En 1884, il présente une paralysie du moteur oculaire commun à droite, d'ailleurs passagère. Ptosis et diplopie ; récidive de cette paralysie en 1891.

En 1900, à l'âge de 40 ans, il présente le signe d'Argyll Robertson et de l'abolition des réflexes rotuliens.

Sa femme a 46 ans. En 1880 elle a des douleurs en ceinture, en 1881 des douleurs fulgurantes dans les membres inférieurs, en 1899 des troubles de la marche et une paresse vésicale transitoire. En 1900, elle présente de l'incoordination très accentuée, le signe de Romberg. Ses pupilles sont inégales et ne réagissent plus à la lumière. Les réflexes rotuliens sont abolis. On note de la paresthésie dans la zone du cubital droit. Cette femme n'a jamais été enceinte.

A la suite de cette communication, M. Babinski déclare qu'il a observé pour sa part une quinzaine de faits semblables et qu'il ne saurait les considérer comme rares. MM. Dupré et Gilles de la Tourette ont vu eux aussi des cas analogues. Tous doivent être attribués à la syphilis.

Le 6 juin 1900, Francine dans le *Journal of Nervous and Mental disease*, écrit un travail dans lequel on retrouve une observation de tabes conjugal chez des nègres. Le mari avait eu la syphilis à 17 ans, s'était marié peu de temps après, et le tabes débuta chez lui avant 30 ans. Sa femme fut atteinte elle aussi un peu après lui.

La même année, Mœnkemœller rapporte 18 cas de paralysie générale et de tabes conjugaux (*Monatsch. f. Psych. und Neurol*, déc. 1900). Il trouve la syphilis certaine 12 fois ; dans 3 cas les deux époux présentèrent le tabes en même temps ; on put se convaincre et une fois on en eut la preuve indéniable, que tous les deux avaient été contaminés à la même époque après le mariage.

Glorieux, dans le n° 2 du *Journal de Neurologie* de 1902, publie 2 cas de myélite conjugale ; dans le 1er, les deux conjoints sont atteints de tabes, dans le 2e, le mari est tabétique, la femme a une paraplégie spasmodique. En voici le résumé.

1er cas. *Tabes conjugal.* — Le mari a 40 ans, sa mère est morte subitement d'une lésion aortique. Le père est bien portant. La mère a eu 9 enfants dont 5 sont morts en bas-âge, le 6e est le malade, les 3 derniers sont vivants, bien portants, mariés, et ont des enfants bien portants.

Le malade n'a pas eu la syphilis, n'est pas alcoolique. Chute sur l'un des pariétaux dans l'enfance. Épilepsie améliorée par le bromure à 20 ans. Marié à 18 ans. Excès vénériens, 13 enfants en 15 ans, 10 morts en nourrice, 3 élevés par la mère et bien portants. Il s'est remarié une seconde fois et n'a pas eu d'enfants de sa deuxième femme.

Il a de l'atrophie optique double avec excavation papillaire. Amaurose complète avec immobilité et inégalité pupillaires. Douleurs lancinantes. Réflexes cutanés exagérés, tendineux abolis, crises laryngées de suffocation. Paralysie des dilatateurs de la glotte.

La femme, 32 ans. Père mort. Sa mère bien portante a eu 11 grossesses, 8 enfants sont morts en bas âge, 3 sont vivants, 2 sont bien portants. La malade est bien réglée et n'a jamais été enceinte.

Le tabes a débuté chez elle à 26 ans par des douleurs fulgurantes et de la difficulté de la marche. Examinée après son mari, elle a de l'inégalité pupillaire et le signe de Robertson, de l'abolition des réflexes, des troubles de la sensibilité. Elle en est à la période paralytique du tabes.

2me cas. — Le mari est nettement tabétique. Il nie la syphilis. La femme a eu 7 grossesses, dont 3 morts-nés, une fausse-couche, un enfant mort de méningite. Elle est atteinte de paraplégie spasmodique. Réflexes forts, signe des orteils, trépidation épileptoïde.

Dans la séance de la Société d'Ophtalmologie du 4 février 1902, MM. Chevallereau et Chaillous donnent 2 nouvelles observations de tabes conjugal. Dans les 2 cas la cause première semble être un chancre contracté par le mari avant le mariage. La syphilis a eu une allure très bénigne au début.

Dans le premier ménage, le mari a eu des troubles oculaires il y a 18 ans. Actuellement il a les signes d'Argyll Robertson et de Westphall. La femme plus âgée de 5 ans que son mari, est atteinte depuis 9 ans seulement, mais le tabes est cependant plus avancé chez elle. Elle a le signe de Robertson, de l'abolition des réflexes tendineux, des douleurs fulgurantes, des crises gastriques, des troubles vésicaux.

Dans le second ménage, le mari a de l'inégalité pupillaire, les réflexes rotuliens sont faibles, les réflexes achilléens abolis, et de plus l'examen du liquide céphalo rachidien révèle de la lymphocitose.

La femme a le signe d'Argyll Robertson à gauche, une diminution de la vision avec rétrécissement du champ visuel, et les réflexes rotuliens sont faibles. C'est là un cas fruste.

Enfin, Hudovernig (*Pester médic. chir. Presse*, 1902, n° 1; *Centralbl. für Nervenh. und Psych*, 15 avril 1902; *Analyse in Neurol. Centralbl.*, 1er janvier 1903), publie les observations suivantes. Il y fait remarquer que le tabès débute souvent chez la femme avant que le mari paraisse atteint.

1er cas. — Le mari a 33 ans. Il a eu la syphilis en 1888. En 1899, diplopie, douleurs lancinantes, troubles de la marche. Actuellement : Signes d'Argyll Robertson, de Westphall et de Romberg. Hypotonicité.

La femme a 31 ans. Le tabès a débuté chez elle en 1892, 7 ans avant son mari par des douleurs lancinantes. En 1895, arthropathie du genou gauche. Actuellement : mêmes signes objectifs que chez son mari.

2e cas. — Le mari a 41 ans. Il nie la syphilis mais avoue avoir eu il y a 18 ans une écorchure de la verge. Il a eu à la suite de l'iritis, et il a une chorio-rétinite manifestement spécifique. Marié deux fois ; sa première femme a eu un enfant bien portant. La seconde (depuis 1887) a eu une seule grossesse et un enfant mort-né. Le tabès a débuté chez lui en 1900 par une perte rapide de la vue due à de l'atrophie papillaire. Depuis quelques mois douleurs lancinantes, marche ataxique, incontinence d'urine. Signes d'Argyll Robertson et de Westphall.

Sa femme actuelle a 35 ans, le tabes a commencé chez elle 6 mois avant son mari. Sa marche est incoordonnée, elle a des douleurs lancinantes. Sa vue a beaucoup diminué d'acuité. Les pupilles sont paresseuses. Elle a le signe de Romberg et de l'abolition des réflexes rotuliens. Hypotonicité.

3e cas. — Le mari a 30 ans, il est d'une famille de névropathes. Il a eu la syphilis dans sa jeunesse. En 1900 il a eu l'influenza, puis des douleurs lancinantes ; paresthésies des extrémités, troubles de la marche, douleurs dans le dos et en ceinture, perte de la vue. Évacuations involontaires d'urine dans les accès de toux. Les papilles sont décolorées ; les pupilles immobiles ; les réflexes rotuliens sont abolis. Il a le signe de Romberg, de l'hypoesthésie.

La femme a vingt-cinq ans ; elle n'a pas eu de grossesse. Elle a été malade 2 ans avant son mari en 1898 ; douleurs lancinantes, paresthésies, marche ataxique, troubles vésicaux. Signes d'Argyll et de Westphall.

4e cas. — Le mari a 43 ans, il a eu la syphilis à 26 ans. Depuis 3 ans il a des douleurs fulgurantes, des paresthésies, des troubles de la marche ; son acuité visuelle diminue sans cesse. Il a les signes d'Argyll Robertson et de Westphall.

Sa femme a 31 ans. Depuis 1 an elle a des douleurs fulgurantes, des troubles vésicaux, des paresthésies. Elle a les signes d'Argyll Robertson, de Romberg et de Westphall.

Tout récemment, Hermann Lundborg (*Psych-Neurol Wochens.* 1902, n° 27) a vu une femme paralytique générale avec dépression mentale et démence, dont le mari était tabétique. La syphilis était rendue vraisemblable par plusieurs avortements de la femme.

2° **Paralysie générale hérédo-syphilitique.**

L'étude des cas de paralysie générale hérédo-syphilitique se confond en réalité avec celle des faits parus dans la science sous des noms divers : paralysie générale du jeune âge, de l'enfance, de l'adolescence, de la puberté ; paralysie générale précoce, infantile, juvénile.

Comme on le verra, en effet, dans l'énumération des travaux faits sur cette question, l'hérédo-syphilis est signalée d'une façon à peu près constante, et si dans les premières observations on ne la retrouve pas toujours, c'est qu'on ne l'a pas recherchée. Dans les cas, au contraire, qui ont été publiés dans les dernières années, il n'en est pour ainsi dire pas un seul où la syphilis héréditaire ne soit reconnue comme une condition étiologique de première importance.

Il faut en excepter, cela va de soi, certaines observations, sur lesquelles je ne veux pas m'étendre, car elles sortent de mon sujet où la paralysie générale survient chez de jeunes sujets qui ont contracté la syphilis en bas-âge. Tels les cas de Mingazzini, de Bennet, de Burzio, où la maladie débute chez des adolescents dont deux furent contaminés par leur nourrice, le troisième ayant une syphilis d'origine vaccinale. Il faut en excepter aussi les cas analogues à celui de Planchu (*Lyon Médical*, 1898) où la paralysie générale survint à 22 ans chez une personne qui avait eu la syphilis deux ans auparavant.

Mais en somme la cause première, en écartant ces cas, est à peu près toujours, l'hérédité spécifique.

La paralysie générale hérédo-syphilitique est plus fréquente que le tabes conjugal et surtout le tabes hérédo-syphilitique si l'on en juge d'après le nombre des travaux parus sur ce sujet. Je passerai rapidement sur les observations parues avant 1899 et qui sont consignées dans les thèses de Vrain (1), Henri (2), St-Maurice (3), Thiry (4), Delmas (5), et Wahl (6). Je ne ferai que les signaler. Pour les autres, j'en donnerai un court résumé. Le mérite d'avoir publié la première revient à Clouston en 1877. Turnbull relate le second cas en 1881. Mais Régis fut le premier en 1883 à l'occasion d'une observation personnelle, à faire sur ce sujet un travail sérieux. On y retrouve décrites toutes les particularités qui caractérisent cette affection, et on a bien peu ajouté depuis à leur exposé.

Nolan et Wiglesworth l'observent la même année. Rey et Manière citent un cas où le père et le fils sont atteints de paralysie générale.

En 1884, Leidesdorf publie une observation de paralysie générale juvénile. Puis Régis et Sommer en 1885 en rapportent deux autres. Vrain (1887), dans sa thèse rassemble les cas connus jusqu'à lui.

(1) Vrain. Thèse de Paris, 1887. *De la paralysie générale précoce.*
(2) Henri. Thèse de Bordeaux, 1891, déjà cit.
(3) St-Maurice. Thèse de Paris, 1896. *De la paralysie générale juvénile.*
(4) Thiry. Thèse de Nancy, 1898. *Paralysie générale dans le jeune-âge.*
(5) Delmas. Thèse de Bordeaux, 1899. *Paralysie générale des adolescents.*
(6) Wahl. Thèse de Paris, 1891. *Descendance des paralytiques généraux.*

En 1888, Stutleworth trouve trois enfants hérédo-syphilitiques atteints d'idiotie. Il semble bien probable qu'il s'agisse là de paralysie générale. Puis Savage, Strümpell, Bjeljakow, Davidoff publient des observations chez des enfants de 13 à 19 ans tous hérédo-syphilitiques.

Clouston (*Neuroses of Development*, 1891), voit la paralysie générale survenir chez deux jeunes filles de 16 et 19 ans. Leurs pères étaient syphilitiques. Leurs mères avaient fait plusieurs fausses couches. L'une des malades a des dents d'Hutchinson.

Homen (*Archives f. Psych.*, 1891), diagnostique la même affection chez quatre frères et sœurs. La syphilis était probable.

Westphall (*Charité Annalen. Jahrgang*, 1891), voit une jeune fille de 15 ans paralytique générale. Mais il s'agit là de syphilis acquise et la mère qui présente aussi cette maladie, a presque sûrement été contaminée par sa fille.

Régis (*Annales cliniques de Bordeaux*, 1892), fait paraître un nouveau travail sur cette question. Il analyse 14 des cas parus.

Major (*British Medical Journal*, déc. 1892), observe la paralysie générale chez le père et le fils. Son observation peu détaillée ne fait pas mention de la syphilis.

En 1893 Wiglesworth (*Journ. of. Ment. Sc.*), diagnostique la paralysie générale chez deux jeunes filles de 15 ans. La mère de l'une a 10 fausses couches ou morts-nés sur 13 enfants.

Legrain (*Annales de la Polyclinique de Paris*, 1893) trouve la même affection chez un garçon de 17 ans hérédo-

syphilitique avec asymétrie faciale et dents d'Hutchinson;
Saïki (*Münch. méd. Wochen,* 1891) chez une fille de 15
ans probablement hérédo-syphilitique sans qu'on retrouve de stigmates nets.

Gudden (*Arch. f. Psych.,* 1891), attribue 3 cas qu'il a
observés au traumatisme. Dans l'un, le père était lui-même
paralytique général.

Middlemass (*J. of. Mental sciences,* 1891), publie cinq
observations de paralysie générale juvénile chez des filles
où la maladie a débuté à 17, 18, 20, 16 et 16 ans. La
dernière a son père tabétique. La syphilis n'est pas
mentionnée mais paraît certaine au moins dans 3 cas.

Kraft-Ebing (1891), diagnostique la paralysie générale
chez un garçon de 20 ans dont le père est lui-même
paralytique et syphilitique.

La même année paraît la thèse de Streitberger (Iéna,
1891), qui apporte deux cas nouveaux, dont l'un chez une
jeune fille de 22 ans, l'autre chez un jeune homme de
17 ans hérédo-syphilitique, qui a des dents d'Hutchinson,
et dont le père est lui-même atteint de paralysie générale.

Puis vient la thèse de Henri de Bordeaux (1891), qui
rassemble 33 des observations publiées et relève la syphilis acquise 2 fois, l'hérédo-syphilis certaine 9 fois, niée
mais certaine 1 fois, soupçonnée et traitée une fois, probable 5 fois, douteuse 6 fois. Dans les 6 derniers cas la
syphilis n'est pas mentionnée.

Régis (*Bulletin de la Société de Médecine de Bordeaux.
Journal de médecine de Bordeaux,* déc. 1891, *Mercredi
Médical et Académie de médecine,* mai 1895), rapporte

et commente deux observations de paralysie générale
juvénile chez un garçon et une fille de 17 ans dont les
pères sont syphilitiques et eux-mêmes paralytiques.

Alzheimer (*Allgmeine Zeitschrift.. f. Psych*, 1895), relève
38 cas et en ajoute 3 personnels. Dans le premier le père
eut la syphilis deux ans avant la naissance de la malade
qui devient paralytique à 22 ans. Dans le deuxième le
père est syphilitique. La mère a eu 7 grossesses, dont
deux avortements et un enfant mort-né. La fille naît avec
une légère hydrocéphalie et devient paralytique à 18 ans.
La 3ᵉ observation se rapporte à une jeune fille de 21 ans
dont la mère est syphilitique. Toutes les deux ont la paralysie générale. Mais la syphilis a été acquise par la mère
après la naissance de son enfant et il y a eu contagion
de la fille à 2 ans.

Thomson et Dawson (*Lancet*, 1895), trouvent la paralysie générale chez une fillette de 10 ans et demi. La
syphilis est douteuse.

Dan (*Mental. Sc.*, 1895), en observe un cas chez une
fillette de 9 ans qui avait eu de l'hydrocéphalie.

Lührmann (*Neurol Central* 1855) un second chez une
jeune fille vierge de 19 ans.

Fournier (Académie de Médecine, mai 1895), parle des
cas observés ou relatés par Régis. Il accorde une influence
prépondérante à l'hérédo-syphilis, et rejette les autres
causes invoquées au rang de conditions accessoires.
D'ailleurs dans son livre sur les affections parasyphilitiques, rappelant les observations publiées, il soutenait
déjà la même opinion et regardait la paralysie générale
juvénile comme une affection hérédo-syphilitique.

La même année, Bresler (*Neurol. Central.*, 1895); Infeld (*Wiener. Klin. Wochench*, 1895, n° 17) ; Karplus (*Wiener. Kl. Wochen.*, n° 17) et Smith (*Aust. Med. Journ.* Melbourne, 1895), observent la paralysie générale chez un garçon de 17 ans et deux filles de 13 ans et demi et 16 ans, tous hérédo-syphilitiques.

Hirschl (*Wiener Klinische Rundschau*, 1895 et *Jarb. f. Psych.*, 1895), rapporte un premier cas chez un garçon de 22 ans dont le père est syphilitique et la mère a eu quatre avortements sur 6 grossesses ; un second chez un garçon de 15 ans probablement hérédo-syphilitique ; un troisième chez un garçon de 16 ans ; enfin un quatrième chez un jeune homme de 20 ans légèrement hydrocéphale.

Hoch, diagnostique la paralysie générale chez **2** sœurs de 10 et 15 ans dont le père nie la syphilis, mais en a des manifestations bien nettes ; Zappert (*Wiener. Med. Wochen.*, 1897), chez une hérédo-syphilitique de 13 ans.

La thèse de Varsovie de Jouschenko (1896), donne trois observations nouvelles. La première est relative à un garçonnet de 14 ans dont le père était syphilitique ; les deux dernières à une jeune fille de 17 ans et à son frère (15 ans) dont les antécédents sont inconnus.

St-Maurice (1896), consacre sa thèse à la paralysie générale juvénile. Il en rassemble 25 des observations publiées et il accorde à l'hérédo-syphilis le premier rôle dans l'étiologie.

En 1897, au Congrès de Toulouse, Garnier publie un cas de paralysie générale chez un garçon de 14 ans, mais sans mentionner la syphilis, et Carrier et Carle en signalent un second chez une jeune fille de 18 ans, dont le traitement mixte améliore passagèrement l'état et dont la mère avait eu la syphilis soigneusement dissimulée avant son mariage, et 3 ans avant la naissance de cet enfant, naissance précédée d'un avortement.

Haushalter (Séance de la Société de Dermatologie et de syphiligraphie de juillet 1897, et *Revue médicale de l'Est*, 15 mars 1898), publie trois observations avec autopsie. La première se rapporte à une fillette de 12 ans qui a une glossite spécifique et de l'aortite. On ne peut savoir si la syphilis est acquise ou héréditaire ;

La deuxième parle d'un garçon de 12 ans et demi chez qui la paralysie générale amène la mort par ictus comateux, six mois après le début et dont le père est syphilitique ;

Le troisième cas est celui d'un garçon de 10 ans atteint de la même affection, mais à marche lente avec démence, mutisme et gâtisme. Le père a eu la syphilis, la mère 5 avortements, puis 2 grossesses à terme.

Sollier (Soc. méd. Psych., 29 nov. 1897), trouve la paralysie générale chez une fille de 11 ans hérédo-syphilitique.

En 1898, Régis (Soc. Méd. Psych. et *Annales Méd. Psych.*), affirme avec exemples et revue historique à l'appui l'existence de la paralysie générale. Il insiste sur le rôle de la syphilis et sur le caractère familial de l'affection.

Stewart (Brain, 1898), en signale trois cas chez des garçons. Début à 12, 13 et 11 ans. Évolution en 3 ou 4 ans. Autopsie.

Rad (*Arch. f. Psych.*, 1898), publie une observation de

paralysie générale due à l'hérédo-syphilis avec lésions vasculaires spécifiques chez un jeune homme de 21 ans. Elle est minutieusement détaillée.

Muller (*Allg. Zeits. f. Psych.*, juin 1898), diagnostique la même maladie chez une femme syphilitique de 44 ans. La fille a des stigmates d'hérédo-syphilis. A 2 ans, elle a de l'inégalité pupillaire, à 9 ans tous les symptômes et à 17 ans, elle meurt des progrès de la paralysie générale.

Saporito (*Ann. Méd. Psych.*, 1898), publie un cas de paralysie générale chez un jeune homme de 18 ans atteint de syphilis héréditaire.

Puis M. le professeur Raymond (*Indépendance médicale*, 3 août 1898 et *Semaine médicale*, n° 3 1900), pose le diagnostic de paralysie générale débutant à 9 ans chez une fillette dont le père est mort à 18 ans gâteux et dément. Il était alcoolique et probablement syphilitique. Il a eu deux ictus apoplectiformes qui ont amené une hémiplégie droite et une aphasie permanente. La mère a eu 9 grossesses, dont une fausse couche de 8 mois, un fœtus macéré, 3 enfants morts en bas âge d'accidents méningés et 4 enfants vivants dont la malade. On écarte l'hypothèse de syphilis cérébrale malgré les symptômes en foyer qui sont d'ailleurs fréquents dans la paralysie générale juvénile, fait sur lequel j'aurai à revenir.

Les thèses de Thiry (1898) et Delmas (1899), reproduisent toutes ces observations ; la première développe surtout celles de Haushalter, la seconde celles de Régis, qui ont inspiré ces travaux. Sur 66 cas relatés, 6 fois seulement la syphilis est niée, mais dans deux de ces cas le père est lui-même paralytique général, et dans deux autres on peut retrouver des lésions syphilitiques.

La thèse de Wahl (1899), consacrée à l'étude de la descendance des paralytiques généraux, rapporte 12 cas où il y a eu hérédité directe de cette affection avec syphilis chez les parents et les enfants.

Je vais rassembler et résumer brièvement les observations postérieures à ces thèses :

Giannulli (*Rivista quindicinale di psicol. psych, neurop.*, 15 nov. 1899).

Il s'agit d'un enfant hérédo-syphilitique avec les stigmates suivants : plagiocéphalie, asymétrie crânienne, dents d'Hutchinson, qui est atteint de paralysie générale. La mère a depuis plusieurs années au tabes arrivé à la période paralytique avec démence.

Jacobi-Ingo (*Wiener dermat. Gesellschaft*, 8 mars 1899).

Enfant de 11 ans. A 7 semaines il a eu des syphilides de la peau, de la paume des mains et de la plante des pieds, et des condylomes de l'anus. La paralysie générale a débuté chez lui à 8 ou 9 ans. Il a eu des céphalées intenses atténuées par l'iodure de potassium. 6 mois après il présente de l'apathie, de l'hébétude ; son intelligence baisse, sa parole est hésitante et embarrassée, ses lèvres sont animées d'un tremblement. Actuellement ses pupilles sont inégales et irrégulières, sa marche lente et hésitante, ses réflexes rotuliens exagérés. Il a de l'incontinence d'urine. Un traitement de 10 frictions mercurielles n'amène aucune amélioration.

Dees (*Psych. Wochens*, n° 21, août 1899).

Fille de 17 ans. La mère née en 1850 a eu la syphilis avant son mariage qui a eu lieu en 1880. Elle était paralytique depuis 1893 ; elle est morte en 1896 et l'autopsie a confirmé le diagnostic. La fille née en 1880 est devenue démente en 1891. Outre les signes ordinaires de la paralysie générale elle a eu de l'incoordination, des attaques épileptiformes et des paralysies passagères. Morte à 17 ans. Autopsie.

Thomson et Welsch. *The British Medical Journal,* 1er avril (1899).

Il s'agit d'une fille chez laquelle la paralysie générale a débuté à 10 ans et demi et qui est morte à 17 ans. Les parents sont indemnes, ils nient avoir eu la syphilis ; ils ont eu plusieurs enfants dont quelques uns ont des stigmates indéniables d'hérédo-syphilis. La malade a eu du strabisme à 4 ans et demi puis des céphalées intenses que calmait l'iodure de potassium. Elle a de la choroïdite pigmentaire des deux yeux et une voûte palatine ogivale. A 10 ans son intelligence commence à baisser, ses réflexes sont exagérés. Elle a des troubles pupillaires, de la parole, de la mémoire et de l'écriture. A 13 ans et demi elle a des accès convulsifs ; ses membres inférieurs se paralysent à 16 ans et demi. Mort à 17 ans. Autopsie détaillée et confirmatrice du diagnostic.

En 1889, on trouve encore les travaux suivants :

Mott (*Archives of Neurology*, 1899), rapporte 22 cas de paralysie générale juvénile dont 16 avec autopsie, Giannulli (*Rivista sperimentale di frenatria e medico-lég*, déc. 1899). 2 observations avec autopsie de paralysie générale chez des jeunes hérédo-syphilitiques.

Toulouse et Marchand (*Bulletin de la Société médicale*

hôpitaux, 29 juin 1899 et *Revue de psych*. juillet 1899) publient deux cas de la même affection ; le premier est relatif à une fille de 15 ans internée comme idiote. Le début a eu lieu à 10 ans, le diagnostic de paralysie générale est certain et l'autopsie le confirme ; le deuxième cas se rapporte à une jeune fille de 19 ans épileptique depuis l'âge de 11 ans et qui n'aurait pas de tare spécifique. Gumpertz (*Archives f. Psych*. 1900) a vu la paralysie générale débuter à 15 ans chez un enfant hérédo-syphilitique mort à 19 ans. Le père était alcoolique, la mère avait eu une fausse couche avant la naissance de cet enfant.

En mars 1900, Kaplan et Meyer (*Allg. Zeits. f. Psych.*, *mars 1900*), publient les deux observations suivantes :

1er cas. — L'enfant a eu des accidents spécifiques multiples. La syphilis héréditaire n'est pas douteuse. Début à 6 ans. Affaiblissement mental. A 11 ans embarras de la parole, état spasmodique, contractures passagères, immobilité pupillaire, etc. A l'autopsie : Péri-encéphalo-méningite diffuse chronique. Quelques points de ramollissement cérébral, etc.

2e cas. — Le père est syphilitique et tabétique, la mère est paralytique générale. L'enfant était bien douée. La maladie a débuté à 15 ans par de l'affaiblissement de l'intelligence. Troubles de la parole, tremblement des lèvres. Signe de Robertson, etc. — Attaques épileptiformes et état spasmodique. Mort à 19 ans. Autopsie : Lésions spécifiques anciennes et lésions ordinaires de la paralysie générale.

Marchand (*Soc. méd. psych.*, mai 1900. *Revue de Psychiatrie et Annales médico-psych*. mai 1900).

Enfant de 15 ans atteint de paralysie générale associée ou

tabes. La syphilis ne serait pas notée dans les antécédents. Démence progressive. Ataxie. Signe de Romberg. Abolition des réflexes rotuliens. Pupilles inégales et paresseuses.

Worcester (*American Journal of Insanity*, 1900, n° 1) et Hirschl (*Wiener Klinische Wochenschrift*, 23 mai 1901), publient des articles sur la paralysie générale juvénile. Ce dernier auteur en observe 20 cas dûs à l'hérédo-syphilis. Puis Vurpas et Marchand (*Société et Annales Médico-psych.*, mai 1901), rapportent le cas suivant :

Jeune fille de 25 ans, hérédo-syphilitique, présentant de l'infantilisme. Elle est atteinte de paralysie générale ayant débuté à 17 ans par de la dépression mélancolique et un affaiblissement mental lentement progressifs. On observe de plus chez elle des crises d'excitation, des attaques épileptiformes et apoplectiformes, de l'aphasie et de l'hémiplégie transitoires et de l'atrophie musculaire. Autopsie : méningo encéphalite diffuse. Gliose marquée et lésions médullaires.

Devay (Congrès de Limoges, août 1901). 2 cas.

1ᵉʳ cas. — Garçon de 19 ans. Père alcoolique et syphilitique. Développement normal jusqu'à 17 ans. La paralysie générale débute à cet âge. Le jeune homme est condamné pour vols. Il est mordu par un chien enragé et traité à l'Institut Pasteur. Puis son intelligence diminue, sa mémoire a des lacunes, il a du délire de persécution. Il présente comme signes physiques : du tremblement des lèvres, de la langue, des muscles de la face, des extrémités digitales ; de l'embarras de la parole ; de l'inégalité pupillaire et de l'exagération des réflexes.

2ᵉ cas. — Antécédents héréditaires nuls. L'enfant a eu à 3 ans

— 33 —

une arthrite tuberculeuse de l'articulation tibio-tarsienne ; à
11 ans la tuberculose pulmonaire avec hémoptysies. A 15 ans la
paralysie générale débute par des troubles intellectuels :
diminution de l'attention et de la mémoire, idées mégalomaniaques, accès de colère. Il présente du tremblement des
lèvres, de la langue, des doigts ; sa parole est embarrassée,
l'écriture tremblée. Inégalité pupillaire, nystagmus. Exagération des réflexes rotuliens. Mort par tuberculose.

Régis (*Annales médico-psychologiques*, n° 66, 1901).

Garçon de 20 ans. Le père a contracté la syphilis et l'a communiquée à sa femme un peu avant la naissance du malade.
Ce dernier a dû être traité vigoureusement pour que des accidents
de syphilis survenus en très bas âge, pussent rétrocéder. Les
parents ont été aussi soignés rigoureusement. Plusieurs enfants
sont morts en bas âge ou ont présenté des symptômes de syphilis. A 18 ans le malade devient hébété, amnésique. Son écriture
est tremblée. Pendant son service militaire il a une fracture de
la cuisse gauche après une chute légère. Réformé.

Il a de l'indifférence, de l'inertie, de l'amnésie, des idées de
satisfaction. Le gâtisme semble imminent. Signes physiques :
inégalité pupillaire, signe de Robertson. Embarras de la parole.
Tremblement des lèvres et de la langue. Réflexes cutanés
abolis. Réflexes tendineux exagérés. De l'anesthésie et de
l'atrophie testiculaire, un chapelet ganglionnaire inguinal té-
moignent encore de l'infection hérédo-syphilitique.

Dupré et Pagniez (Congrès de Grenoble, 1902).

Jeune fille de 23 ans, hérédo-syphilitique. La mère a eu un
chancre étant nourrice. La paralysie générale a évolué en 3 ans

3

au bout desquels elle a amené la mort. Elle a affecté la forme démentielle simple sans délire. L'autopsie a confirmé le diagnostic.

Tels sont les faits que j'ai pu retrouver. Ils sont nombreux déjà et bien connus. On les trouve signalés dans la plupart des traités classiques au sujet des maladies nerveuses ou des maladies de l'enfance.

———

TABES HÉRÉDO-SYPHILITIQUE

Le tabes hérédo-syphilitique est loin d'être aussi connu que tous les autres cas dont je viens de parler. Les observations publiées sont en effet bien moins nombreuses, et quoique le premier fait de ce genre ait été signalé en 1885, cette forme du tabes est encore ignorée de beaucoup. La plupart des traités classiques n'en font pas mention. Je retrouve cependant dans les articles que Déjerine et Thomas ont consacré aux maladies de la moelle un paragraphe où il est question du tabes juvénile. Ces auteurs l'attribuent à l'hérédo-syphilis et rappellent les observations de Remack, de Strümpell, d'Adler, de Fournier et de Mendel. Ils citent de plus un cas signalé par Erb, où trois frères et sœurs atteints de syphilis héréditaire sont devenus tabétiques, et que je n'ai pu retrouver.

C'est en 1885 que Fournier et Remack en publient des exemples pour la première fois. Le premier de ces auteurs en rassemble 4 personnels dans son livre sur les affections syphilitiques, et je les analyserai en parlant de cet ouvrage. Je vais énumérer et résumer brièvement les observations parues dans la science.

Remach. 3 cas de tabes dans la jeunesse. (*Berliner Klinische Wochenschrift*, 1885, n° 7).

1er *Cas.* — Il s'agit d'une fille de 12 ans dont le père et la mère ont eu la syphilis. La mère a eu 11 grossesses, dont 4 fausses couches et 3 enfants morts avant un an, 1 frère atteint de chorée. La maladie a débuté à 9 ans par des troubles vésicaux et visuels. Actuellement l'enfant a de la céphalée, du ptosis, de la diplopie, de l'atrophie papillaire ; des douleurs en ceinture et fulgurantes, des paresthésies ; le signe de Romberg et l'abolition des réflexes rotuliens, des crises gastriques et des troubles urinaires.

2^{mi} *Cas.* — Garçon de 11 ans ; le père était syphilitique, la mère nerveuse et arthritique souffrait de fréquentes migraines. La maladie a débuté chez l'enfant par des troubles visuels, de la diplopie et par de la parésie vésicale. Actuellement il a des troubles pupillaires ; inégalité et immobilité à la lumière, de l'incoordination des mouvements et une marche ataxique typique. Il a quelques légers troubles de la sensibilité, paresthésies, etc.

3e *Cas.* — Jeune homme de 16 ans. Le père est syphilitique et lui-même tabétique. Peu après sa naissance l'enfant a eu du coryza, des boutons sur la tête et sur tout le corps. La maladie a débuté à 13 ans par des troubles vésicaux et visuels. Actuellement il a de l'incontinence nocturne d'urine. Les réflexes rotuliens sont abolis, les mouvements incoordonnés ; il a le signe de Romberg; des troubles de la sensibilité, de l'atrophie du nerf optique et des crises douloureuses dans les incisives.

Strümpell. (*Neurologisches. Centralblatt*, 1888 n° 5).

Il s'agit d'une jeune fille de 13 ans chez laquelle tabes et paralysie générale sont associés. Le père contracte la syphilis en 1870, se marie en 1871. Il a 3 enfants : la malade née en 1872, un deuxième mort-né, un troisième bien portant. La malade a eu des éruptions cutanées dans l'enfance et à 7 ans une affection oculaire d'assez longue durée. A 13 ans, ictus suivi de parésie passagère du bras droit et de la jambe gauche. Pendant un an, répétition des attaques tous les mois. L'enfant est paresseuse, inattentive, son intelligence diminue, elle dit des niaiseries. Sa parole est embarrassée. Elle est atteinte de démence paralytique simple, sans délire. Elle a des douleurs caractéristiques du tabes, de l'incoordination des mouvements, et la marche ataxique.

Adler. (*Deutsches méd. Wochens*, 1893) p. 631.

Jeune homme d : 20 ans. Syphilis des parents probable. La mère a eu plusieurs avortements. Début par des troubles vésicaux et de la dysurie.

Actuellement, inégalité pupillaire très marquée, myosis prononcé de l'un des yeux ; signe de Romberg. Abolition des réflexes rotuliens. Incoordination des mouvements manifeste.

Fournier. (*Affections parasyphilitiques*). 1891, 4 cas.

1er Cas. — (Leçon recueillie par le Dr Bruchet (*France médicale*, 1885). Tabes d'origine hérédo-syphilitique chez un enfant qui a des taies cornéennes, dûes à des ophtalmies chroniques de l'enfance, et des malformations dentaires. Tabes typique avec une fracture spontanée.

2° Cas. — Femme de 31 ans à ce moment très ataxique. Début à 20 ans. Pas de syphilis personnelle. Le père est mort d'une syphilis contractée dans sa jeunesse. La mère a eu de nombreuses fausses couches. La fille a eu à l'âge de 3 ou 4 ans des maux d'yeux graves qui avaient duré 15 à 18 mois. Opacités d'une des cornées. Tabes arrivé à la période ataxique.

3° Cas. — Garçon de 18 ans. Début du tabes vers 14 ans. Actuellement il en est à la période ataxique. Il est vierge et n'a pas eu de syphilis personnelle. Il a des cicatrices lombo-fessières, des malformations dentaires, de l'atrophie scléreuse des deux testicules qui ont le volume d'une olive et sont très durs par suite d'une orchite infantile hérédo-syphilitique telle que la décrit M. Hutinel.

4° Cas. — Homme adulte tabétique et ataxique. Pas de syphilis acquise. Mais son père a été traité en 1810, un an avant la naissance du malade à Ricord et probablement pour la syphilis. L'homme en question a des stigmates d'hérédo-spécificité.

Gowers. (*Syphilis der Nervensystems*, 1895, Berlin). 2 cas.

1° Cas. — Jeune homme de 17 ans. Le père était syphilitique. Le fils est tabétique encore peu incoordonné avec abolition des réflexes tendineux, signe de Romberg et troubles de la sensibilité.

2° Cas. — Jeune fille de 15 ans, manifestement hérédo-syphilitique. Elle a comme seuls signes de tabes : le signe de Robertson et de l'abolition des réflexes rotuliens.

Mendel. (*Festschrift für Lewin*, 1895).

Jeune homme de 21 ans qui n'a jamais eu d'accidents de syphilis acquise. Mais son père était syphilitique et il est mort de ramollissement cérébral. La maladie a débuté à 11 ans par de l'atrophie papillaire. Actuellement, signe d'Argyll-Robertson, abolition des réflexes rotuliens, troubles légers de la sensibilité: hyperesthésies localisées.

Bloch. (*Neurologisches Centralblatt*, 1897, p. 94).

Jeune garçon de 13 ans dont le père syphilitique est mort de paralysie générale. La maladie a débuté à sept ans par des troubles vésicaux. Actuellement, affaiblissement de la vision, abolition des réflexes rotuliens. Signe de Romberg. Incoordination légère des mouvements. Crises épileptiformes.

Barthélemy. (*Hérédo-syphilis. Tabes dans la jeunesse. Société de dermatologie et de syphiligraphie*, 8 juillet 1897).

Fille soumise de 22 ans, dernière enfant de 7 frères et sœurs, 2 ont des attaques d'ailleurs non épileptiques. Mère morte à 81 ans d'une maladie de cœur. Père inconnu. Pas de syphilis personnelle, pas d'alcoolisme. Cicatrices datant de l'enfance sur la jambe droite, la vulve et la région lombo-fessière. Dents d'Hutchinson. Début en 1896 par faiblesse des jambes, douleurs fulgurantes, amblyopie croissante. Actuellement, signe de Robertson, ptosis à droite. Abolition des réflexes rotuliens. Marche incoordonnée. La malade est irritable, pleure facilement. Elle a du tremblement des lèvres et du menton ; des mouvements nystagmiformes des yeux.

Kalischer. (*Neurol central*, 1897, p. 1118).

Jeune homme de 27 ans, présentant ainsi que sa mère âgée de 81 ans, les symptômes typiques du tabes. Le père était probablement syphilitique. Début chez la mère il y a 15 ou 20 ans ; chez le fils il y a un an. Actuellement tous les deux présentent des troubles vésicaux, des troubles de la sensibilité des membres inférieurs, de l'ataxie, le signe de Romberg, des troubles pupillaires, de l'abolition des réflexes rotuliens, etc.

Dydynski. (*Revue russe de psychiatrie et de Neurologie*, 1899, n° 10 et *Neurol. Central*. 1900, p. 298.

Garçon de 8 ans. Tabes débutant à 5 ans par troubles vésicaux.

Le père a eu la syphilis à 20 ans. Il a un tabes à son début avec pupilles inégales et à réflexes paresseux, réflexe rotulien aboli à droite, faible à gauche. La mère a eu 5 fausses couches puis cet enfant, puis 3 autres bien portants. Le fils a des troubles urinaires : incontinence ou rétention passagères ; les pupilles inégales ne réagissent pas à la lumière. Signes de Westphall et de Romberg. Ataxie. Douleurs fulgurantes et térébrantes. Paresthésie des membres inférieurs.

Küttner. (*Allg. Zeits. f. Psych.*, 1900, tome 57, fasc. II, page 113).

Petite fille de 13 ans, dont le père paralytique général est mort dans un asile d'aliénés. La mère est incontestablement tabétique. Chez l'enfant le tabes a débuté il y a 3 ans par des douleurs fulgurantes dans les membres inférieurs. Actuellement elle a les pupilles inégales et immobiles, de l'ataxie, de l'abolition des réflexes, de la parésie des sphincters, des troubles de la sensibilité, etc.

Brooksbank. (*Lancet*, 28 déc. 1901).

Jeune fille de 20 ans, sans antécédents personnels. Le père a eu la syphilis ; la mère est une névropathe, un de ses frères est mort fou.

8 frères ou sœurs, dont deux présentent également quelques symptômes d'un tabes incipiens. La malade a de la diplopie, de l'inégalité pupillaire, le signe de Robertson, de l'abolition des réflexes rotuliens, des douleurs fulgurantes, de l'anesthésie légère des membres inférieurs et un peu d'incoordination.

Brasch. *Deutsche Zeits. f. Nervenheil*, 1901, XX Hept, 2 u 3.

Jeune fille de 15 ans ; le père est mort d'un tabes d'origine syphilitique. La mère paraît bien portante. 7 frères ou sœurs dont 3 ou 4 sont morts très jeunes (pas de renseignements bien précis). La malade a des troubles pupillaires, des douleurs fulgurantes, le signe de Westphall. Astigmatisme. Anémie.

Bloch. (*Neurol. Central*, n° 3 1er février 1902).

Garçon de 17 ans. Pas d'hérédo-syphilis nettement reconnue ; mais sur 10 grossesses la mère a eu 3 fausses couches, 5 enfants morts en bas-âge ; le malade lui-même est né avant terme. Il a les signes de Romberg, de Robertson et de Westphall ; des troubles de la sensibilité, de la coordination et vésicaux. Crises d'angoisse, palpitations.

Von Halban (*Jahrbücher f. Psych. und Neurol.* vol XX, page 313, 1901), avait retrouvé le tabes chez 4 hérédo-syphilitiques de 20 à 23 ans. Il insistait sur la constance de la céphalée et sa valeur pour le diagnostic. Il n'y avait aucun antécédent névropathique chez ses malades.

Idelsohn (*Deutsche Zeits. f. Nervenheil*, 1902, p. 267), rapporte 2 cas semblables.

Enfin il semble bien que quelques-unes au moins des 9 observations de la thèse de Charpentier (Paris, 1899), relatives à la présence du signe d'Argyll-Robertson chez de jeunes hérédo-syphilitiques, soient des cas de tabes.

Dans la première appartenant à M. Babinski, un jeune homme de 19 ans dont le père a eu la syphilis 9 ans avant sa naissance, a les signes d'Argyll-Robertson et de Westphall. Dans la 4e, une femme de 18 ans hérédo-syphilitique a le signe d'Argyll et un de ses réflexes rotuliens est aboli.

Dans la 7e et la 8e, deux jeunes femmes de 23 et 26 ans hérédo-syphilitiques, ont outre le signe de Robertson, des douleurs fulgurantes et des troubles vésicaux.

Pour terminer cette énumération, je reproduis deux observations de M. le Docteur Babinski ; cet auteur a présenté les malades qui en font l'objet à la Société médicale des Hôpitaux dans sa séance du 21 octobre 1902.

Observation I. — *a)* M. X..., âgé de 19 ans, a contracté la syphilis à l'âge de 26 ans et demi, alors que sa femme était enceinte et l'a contaminée. Il ne s'est soigné que pendant plusieurs mois. Depuis quelque temps, il est atteint d'une incontinence d'urine pour laquelle il consulte un chirurgien, qui, le considérant comme un faux urinaire, me l'adresse.

Je constate chez lui de l'inégalité pupillaire ; la pupille droite, plus large, ne se contracte ni sous l'influence de la lumière ni sous celle de la convergence ; la pupille gauche présente le signe d'Argyll-Robertson. Les réflexes rotuliens et les réflexes achilléens sont abolis. Il souffre de temps en temps de douleurs fulgurantes. Le signe de Romberg existe, mais est peu marqué. L'examen du liquide céphalo-rachidien décèle de la lymphocytose.

b) Mlle X..., fille du précédent, âgée de 22 ans ; c'est d'elle que sa mère était enceinte quand elle a été syphilisée par son mari. Elle est venue au monde avant terme, à huit mois, elle ne pesait que 4 livres et présentait des ulcérations à l'anus; elle n'a pas été soumise au traitement spécifique. Elle s'est néanmoins bien développée, est devenue après quelques mois un enfant d'aspect normal, et jusqu'à l'âge de 9 ans a joui d'une parfaite santé. A cet âge ont apparu des tics accompagnés de coprolalie ; ces troubles existent encore maintenant, mais sont, paraît-il, bien moins prononcés qu'autrefois. A l'âge de 18 ans, kératite interstitielle soignée par le D' Dehenne et ayant les caractères de la kératite hérédo-syphilitique. Elle a des dents d'Hutchinson. Depuis deux ans, elle est sujette à des douleurs fulgurantes. Ses pupilles ne se contractent ni sous l'influence de la lumière, ni sous celle de la convergence. Le réflexe rotulien gauche est presque aboli, tandis que le droit est normal. A l'examen du liquide céphalo-rachidien on trouve de la lymphocytose. Les facultés intellectuelles sont normales.

La mère de cette malade ne présente aucun stigmate de syphilis, aucun signe d'affection organique du système nerveux.

Observation II. — *a)* M. Z..., âgé de 48 ans, affirme n'avoir jamais eu la syphilis. Mais sa femme, avant de procréer l'enfant dont il sera question plus loin, a accouché d'un fœtus de sept mois, mort et macéré. Il déclare qu'il se porte bien, si ce n'est qu'il est atteint, depuis longtemps, d'une maladie d'estomac. Cette affection se présente sous forme de crises qui surviennent tous les deux ou trois mois et qui durent de deux à trois jours pendant lesquels il souffre violemment de l'estomac et vomit tout ce qu'il ingère ; la crise terminée, son estomac fonctionne d'une manière à peu près normale.

Je constate le signe d'Argyll-Robertson et l'abolition des réflexes rotuliens et des réflexes achilléens. La ponction lombaire n'a pas pu être pratiquée.

b) Mlle Z..., fille du précédent, est âgée de quinze ans et demi. Elle est venue au monde à terme, n'a marché que vers l'âge de deux ans. Elle a eu des convulsions à l'âge de 15 mois. Elle a toujours été d'une intelligence très médiocre, mais, au point de vue somatique, elle s'est développée normalement.

Il y a six mois ont apparu des troubles mentaux ; il y a eu une période de tristesse à laquelle ont succédé bientôt de l'affaiblissement intellectuel et de l'agitation. Il n'y a pas d'hallucinations ni de délire et la mémoire est conservée, mais il n'y a aucune suite dans les idées : la malade est loquace, ses propos sont enfantins et elle rit sans cesse. Il est impossible de fixer son attention sur un objet déterminé. Ses dents sont mal formées, mais n'ont pas l'aspect qui caractérise les dents d'Hutchinson. Ses pupilles sont larges et immobiles à la lumière ainsi qu'à la convergence. A l'ophtalmoscope, le Dr Chaillous a constaté, à gauche, de la choroïdite ayant les caractères de la choroïdite syphilitique. Les réflexes tendineux des membres inférieurs sont abolis. La malade laisse parfois échapper involontairement son urine. L'examen du liquide céphalo-rachidien a décelé de la lymphocytose.

Il ne m'a pas été donné d'examiner la mère.

OBSERVATIONS INÉDITES

OBSERVATION 1 (*Inédite*).

Appartenant à M. le Dr Babinski qui a bien voulu m'auto-riser à la publier ainsi que les observations II, III, IV, V et VI, IX, ce dont je tiens à le remercier ici.

La famille C..., est examinée en décembre 1899 et janvier 1900.

Le mari a 46 ans. Il est concierge à X... Il avoue la syphi-lis une vingtaine d'années auparavant. Tout est absolument normal chez lui. (Il n'a pas de troubles de la sensibilité, ni de la motilité, ni des réflexes, il n'a pas de signe d'Argyll), sauf l'abolition du réflexe du tendon d'Achille des deux côtés. Examiné à plusieurs reprises, il ne présente que ce signe.

La femme 41 ans, a été mariée à 15 ans et 3 mois ; elle n'a pas eu de grossesse. La syphilis a été reconnue chez elle en même temps que chez son mari. Elle a un fibrome de l'utérus. Examinée le 27 décembre 1899, elle présente les symptômes morbides suivants :

Les réflexes rotuliens sont exagérés ; les réflexes achilléens normaux ainsi que le phénomène des orteils ; le réflexe anal est faible. Les pupilles ne réagissent pas à la lumière, mais se

contractent à l'accommodation. La malade n'a jamais vu double. On note chez elle de l'affaiblissement de l'intelligence et
des facultés cérébrales.

Le 5 janvier elle entre dans le service de M. le Dr Babinski
à l'Hôpital de la Pitié.

Avant tout traitement elle devient plus docile qu'auparavant. Sa mémoire est diminuée. On lui demande en quelle
année, quel mois et quel jour on se trouve (jeudi 5 janvier
1900), elle répond : vendredi, janvier 1887, son âge (41 ans),
elle répond 47 ans.

On lui pose les questions suivantes :

— Que fait votre mari ? — Avocat.

— Vous l'avez entendu plaider ? — Oui — Pour qui ? — Je
ne me souviens pas. — Vous n'avez jamais habité X... ? —
Non. — Quel métier avez-vous fait ? — Plieuse de journaux.

Devant son mari, avec qui elle habite à X..., et qui est concierge, elle persiste à déclarer qu'il était avocat.

OBSERVATION II (*Inédite*).

(*Appartenant à M. Babinski*).

La famille D..., est examinée le 13 juin 1900.

Le mari a 50 ans. Il est alcoolique. Il a eu la syphilis et
une orchite syphilitique. Il accompagne sa femme qui vient
pour elle-même à la consultation de M. le Dr Babinski.

On l'examine après sa femme et on trouve chez lui comme
symptômes morbides :

Les pupilles ne réagissent ni à la lumière ni à l'accommodation. Le réflexe rotulien normal à droite est très faible à gauche.

Le réflexe achilléen est aboli des deux côtés.

Tout le reste est normal.

La femme est âgée de 44 ans ; elle aussi a eu la syphilis, elle n'a eu qu'une seule grossesse terminée par une fausse couche de 4 mois.

En 1893 elle a eu de la diplopie par strabisme externe.

Puis en 1894 la vue commence à baisser, trouble s'accompagnant de céphalalgie accentuée surtout le soir et la nuit. La malade arrive peu à peu à une cécité complète, c'est à peine si elle reconnaît le jour de la nuit. L'examen des yeux montre les pupilles dilatées et absolument immobiles ; les papilles sont décolorées et atrophiées, leurs vaisseaux ont disparu. On note un léger nystagmus.

La sensibilité n'est pas troublée.

La marche est difficile, et la cécité seule ne semble pas pouvoir expliquer cette difficulté.

Les réflexes rotuliens et achilléens sont forts. Le réflexe anal est conservé.

Il y a de la tendance à l'extension des orteils.

Le 11 octobre 1900 la malade présente des troubles de la mémoire et de l'intelligence.

Sa parole est embarrassée. Elle a des douleurs de tête.

Elle a oublié son âge, la situation de son domicile (Boul. St-Michel) qu'elle place rue du Rempart près de la place Dauphine et du Jardin des Plantes.

— 47 —

Elle ne sait plus quel jour son mari vient la voir.

Ses douleurs de tête persistent.

Elle est transférée à St-Anne où elle meurt de pleurésie.

OBSERVATION III (*Inédite*)

(*Appartenant à M. Babinski*).

M. et Mme X..., ont été examinés en août 1900. Le mari a été considéré comme neurasthénique. Il a eu la syphilis en 1891, s'est marié en 1892. Depuis la fin de 1899 il est sujet à des douleurs lancinantes intenses. Il éprouve beaucoup moins souvent que par le passé le besoin d'uriner et peut rester très longtemps sans évacuer sa vessie.

En dehors des troubles psychiques et intellectuels qui l'ont fait considérer comme neurasthénique, il présente les signes objectifs suivants :

Les réflexes tendineux des membres inférieurs sont forts, les réflexes pupillaires sont faibles, et le droit manifestement plus que le gauche.

Mme X..., ne se plaint de rien, elle ne fait qu'accompagner son mari, mais on tient à l'examiner. Elle a été contaminée par son mari aussitôt après le mariage en 1892. Elle n'a eu ni enfants ni fausses couches. Il y a 6 ans, en 1898, elle a été soignée pour de la mydriase de l'œil droit. Actuellement elle a de l'engourdissement des mains, des douleurs dans les pieds. Comme seul signe objectif on note que ses pupilles ne réagissent plus à la lumière.

OBSERVATION IV (*Inédite*)

(*Appartenant à M. Babinski*).

M. et Mme C..., ont été vus en septembre 1900.

Le mari est âgé de 50 ans. Il a eu la syphilis à 20 ans, s'est marié à 30 ans. Il y a 6 ans il a eu des douleurs fulgurantes et il dit que l'on a constaté chez lui l'abolition des réflexes rotuliens. Il est allé à Lamalou et il y a suivi un traitement intense par le mercure et l'iodure de potassium. Actuellement il ne se plaint de rien, et ce n'est pas pour lui qu'il vient consulter mais pour sa femme. On l'interroge et on l'examine néanmoins. Il est en apparence d'une santé parfaite, il marche bien. Il est seulement un peu gêné par sa vessie qu'il a de la difficulté à évacuer sans que cependant on ait jamais eu besoin de le sonder. Comme signes objectifs il a de l'abolition des réflexes rotuliens et achilléens; ses pupilles ne réagissent pas à la lumière.

Mme C..., a eu 6 grossesses, une terminée à 7 mois par la naissance d'un enfant mort-né; un enfant est mort de méningite, les autres sont vivants. Il y a 6 mois, étant à Lamalou avec son mari, elle présentait déjà de l'abolition des réflexes rotuliens. Depuis quelque temps elle a de la diplopie, elle est de plus très abattue et très déprimée et c'est ce qui l'a amenée à venir consulter. Ses réflexes pupillaires sont normaux, le réflexe rotulien aboli à gauche, très faible à droite, et les réflexes achilléens abolis.

OBSERVATION V (*Inédite*).

(*Appartenant à M. Babinski*).

M. et Mme P..., ont été vus en juin 1901.

M. P..., a 42 ans. Il a eu la syphilis à 21 ans. Il se plaint d'un affaiblissement progressif de sa mémoire et de son intelligence, sa parole est embarrassée et hésitante. Il a de l'inégalité pupillaire. La pupille droite a du myosis et ne réagit que très faiblement à la lumière. Le réflexe achilléen est plus faible à droite qu'à gauche.

On examine Mme P... Elle a 33 ans. Elle a des douleurs fulgurantes très caractéristiques. Ses réflexes rotuliens et achilléens sont abolis.

OBSERVATION VI (*Inédite*).

(*Appartenant à M. Babinski*).

M. et Mme B..., ont été examinés en septembre 1902.

Le mari a eu la syphilis en 1871. Il est marié depuis 28 ans. Il a des douleurs lancinantes. Ses pupilles et surtout la droite se contractent très paresseusement sous l'influence de la lumière. Ses réflexes rotuliens et achilléens sont très faibles.

Mme B..., mariée en 1871 a eu un enfant bien portant, pas de fausses couches. Depuis 15 ans elle est sujette à des douleurs fulgurantes, elle a des troubles vésicaux et présente le signe d'Argyll-Robertson.

OBSERVATION VII (*Inédite et personnelle*)

*prise sur les indications de M. Babinski et de M. Gauthier
que je veux remercier de son aide bienveillante).*

Famille P....

a) Le mari, 45 ans, employé de bureau, a été quinze ans
militaire, il s'est marié en 1882.

Ses antécédents héréditaires sont insignifiants.

Comme antécédents personnels, il a eu seulement une rougeole dans l'enfance, et une paralysie faciale périphérique
du côté gauche en 1890 avec des douleurs névralgiques.

En ce qui concerne la syphilis, il déclare n'avoir jamais
contracté aucune maladie vénérienne, et n'avoir eu aucun
accident qui pût faire soupçonner la syphilis. Il admet cependant la possibilité d'avoir contracté cette maladie à l'époque
de son mariage en buvant dans le verre d'amis suspects ou
à leur contact.

La maladie actuelle a débuté en 1891 par des douleurs
survenant sous forme de crises espacées d'une semaine au
plus, de deux jours au moins, crises durant un temps varia-
ble, depuis quelques heures à trois ou quatre jours. Pendant
ces paroxysmes, les douleurs se localisaient toujours au
membre inférieur, à la partie postérieure de la cuisse. Elles
débutaient du côté droit, où elles restaient toujours plus
fortes et s'étendaient ensuite à gauche. Elles commençaient
le plus souvent la nuit, mais pouvaient survenir à n'importe
quelle heure.

A leur début, le malade avait la sensation d'une brûlure, puis il lui semblait qu'il recevait des coups de lancette. La marche ne paraît avoir été altérée à cette époque que par l'intensité des douleurs.

Aucun autre symptôme n'apparut en 1895.

En 1896, le malade ayant à faire une période de vingt-huit jours, demanda à en être exempté à cause de ces douleurs. Il fut alors examiné par un médecin militaire qui rechercha le signe de Romberg et des troubles de la marche. On fit marcher le malade en le faisant retourner brusquement et on lui fit descendre des escaliers les yeux fermés. Si l'on s'en rapporte à ce que dit le malade, les résultats de ces recherches furent négatifs ; et on n'observa chez lui rien d'anormal en dehors de ses crises douloureuses.

En juillet 1897, après de fortes douleurs dans les cuisses et le long du tibia, le malade consulta le Dr H... qui soignait déjà sa femme. Ce médecin fit examiner les yeux du malade par un spécialiste, qui constata, paraît-il, de l'inégalité pupillaire et de la mydriase de l'œil gauche. Il ordonna ensuite de l'iodure de potassium.

En 1898, outre les douleurs qui persistaient en s'étendant aux membres inférieurs entiers, survinrent de l'amaigrissement, des altérations du caractère qui devint irascible. Le malade ne pouvait plus dormir à cause de ses douleurs.

En 1899, s'ajouta à ces symptômes de la difficulté de la miction.

En janvier 1900, il accompagna sa femme qui se présentait

à la consultation de M. Babinski. Celui-ci après avoir diagnostiqué le tabes chez la femme, demanda à voir le mari. Il fit chez lui le même diagnostic et lui ordonna des injections de calomel.

On trouva à ce moment chez le malade comme seuls signes objectifs de l'inégalité pupillaire, le signe d'Argyll-Robertson, la suppression du réflexe pupillaire à l'accommodation à droite.

Les réflexes étaient normaux. Le malade avait toujours ses douleurs lancinantes, et de la difficulté de la miction.

Depuis cette époque le malade a suivi régulièrement son traitement pendant deux mois à la consultation de M. Babinski, ensuite à domicile. Ce traitement consista uniquement en une injection de cinq centigrammes de calomel par semaine.

Depuis le malade a vu survenir une amélioration constante et progressive de son état.

Les douleurs sont moins vives, il dort bien, l'appétit est revenu et avec lui l'embonpoint. Le caractère est redevenu bon.

Au 23 novembre 1902, l'examen du malade donne les résultats suivants :

Les crises douloureuses sont plus rares, bien moins longues, ne durant qu'une heure ou deux, et bien moins pénibles.

Le réflexe rotulien est normal à droite, un peu fort à gauche.

Le réflexe achilléen est normal à droite, aboli à gauche.

Il n'y a pas d'épilepsie spinale, ni de signe de Babinski.

Les réflexes des membres supérieurs sont normaux.

Les autres réflexes n'ont pas été examinés.

Signe d'Argyll-Robertson des deux côtés.

Le réflexe pupillaire à l'accommodation est aboli des deux côtés.

La vue a baissé un peu, et l'acuité visuelle a légèrement diminué.

Il n'y a pas et il n'y a jamais eu ni diplopie, ni dischromatopsie.

L'œil droit présente du myosis, l'œil gauche de la mydriase.

L'examen du fond de l'œil n'a pu être fait.

Les autres organes des sens sont normaux.

La motilité n'a subi aucune atteinte. Il n'y a aucun trouble de la marche, pas de signe de Romberg, pas trace d'incoordination, et la notion de la position des membres est conservée.

La sensibilité en dehors des troubles subjectifs (Douleurs lancinantes et fulgurantes déjà décrites), n'est pas troublée. En aucun point on ne note d'anesthésie, d'hyperesthésie ou de paresthésie.

Les troubles viscéraux se réduisent à la difficulté de la miction qui a, à l'heure actuelle, à peu près disparu. Tous les organes sont normaux. Il n'y a pas de troubles trophiques. L'examen du liquide céphalo-rachidien n'a pu être pratiqué.

b) La femme, 37 ans, sans profession.

Ses antécédents héréditaires sont insignifiants. Son père est mort de pneumonie, sa mère vit encore et se porte bien. Antécédents personnels : Rougeole en bas-âge.

Mariage en 1882. Cinq grossesses. Un enfant vivant. 6 mois après le mariage, première fausse couche de 5 mois et demi.

Un an après le premier, deuxième avortement de 6 mois.

En 1887, troisième fausse couche de 7 mois.

En 1894, quatrième grossesse. L'enfant naît vivant à terme ou près du terme. Il y aurait eu de l'albuminurie pendant cette grossesse. L'enfant est maigre et très petit. Il est nourri au sein, se développe mal et meurt à quatre mois, sans avoir présenté aucun symptôme d'hérédo-syphilis qui ait pu être constaté.

En 1895, enfant à terme de 4 kilog. 500 au dire des parents; il est actuellement vivant et bien portant. Comme seule maladie il a eu une bronchite. Examiné il ne présente aucun signe d'hérédo-syphilis, ni aucun symptôme de tabes.

La mère elle-même ne se souvient de rien qui permette d'affirmer chez elle la spécificité.

La maladie actuelle a débuté en 1897. Pendant la quatrième grossesse en 1894 la malade éprouva quelques malaises et alla consulter le Dr H.., qui ordonna de l'iodure de potassium. Mais c'est en 1897 qu'elle dit avoir vu débuter sa maladie.

A ce moment elle éprouve des crises longues et répétées de douleurs lancinantes et fulgurantes surtout nocturnes, dans les membres inférieurs, dans les mollets en particulier.

Sa marche devient difficile surtout dans l'obscurité; elle heurte souvent les objets qui l'avoisinent; en descendant des escaliers, elle ne se rend pas compte du nombre de marches qu'elle franchit.

En 1898 et 1899, les douleurs sont toujours excessives. A la fin de 1899 la malade se sert difficilement de ses membres inférieurs.

Elle a perdu son activité et ne peut plus s'occuper de son ménage.

Elle est obligée de demeurer assise ou couchée.

Elle aurait eu à ce moment de la diplopie.

Le 20 janvier 1900, elle voit le Dr H...., D'après ses dires elle aurait eu alors de l'abolition du réflexe rotulien, de l'anesthésie complète de la plante des pieds. Le calomel est prescrit en injections. Quelques jours après elle se rend à la consultation de M. le Dr Babinski.

Outre les douleurs, la faiblesse des jambes, des troubles de la vue et de la miction on note à ce moment comme signes objectifs l'abolition des réflexes rotuliens, achilléens, plantaires et pupillaires. Le réflexe anal est conservé, il n'y a pas de dischromatopsie. L'électrisation du mollet donne une douleur bien moindre qu'à l'état normal. Il y a de l'anesthésie de la plante des pieds. Le diagnostic de tabes est posé.

Des injections sous-cutanées de calomel sont ordonnées et faites une fois par semaine à la consultation pendant deux mois. Puis l'ataxie et l'impotence des membres inférieurs obligent la malade à ne plus quitter son domicile. Les injections de calomel sont abandonnées et il survient alors une arthropathie de l'articulation coxo-fémorale gauche, qui évolue sans fièvre ni douleurs et aboutit enfin à la mobilité de la tête du fémur. Celle-ci s'élève dans la fosse iliaque externe chaque fois que le pied repose sur le sol, et s'abaisse dans le cas contraire pour venir reprendre sa place normale.

Les injections de calomel sont reprises en mai 1900 à domicile. La mémoire diminue, le caractère s'altère et devient irascible. En juillet 1900, après un traitement sévère et prolongé par le calomel de notables améliorations apparaissent.

La marche redevient possible, malgré la mobilité de la tête fémorale.

La malade peut vaquer à ses occupations, sortir, faire quelques promenades, ce qui lui était impossible depuis plus d'un an.

Les douleurs sont bien moins intenses; la mémoire baisse encore un peu en novembre 1901 puis reparaît peu à peu.

En novembre 1902, l'amélioration persiste ; la marche est possible, facile même, et n'est plus fatigante. La malade peut vaquer à ses occupations, sortir, voyager. Les douleurs ont diminué encore.

L'examen de la malade donne les résultats suivants.

Les réflexes rotuliens, achilléens et plantaires sont abolis des deux côtés. Le réflexe anal est conservé. Il n'y a pas d'épilepsie spinale. L'acuité visuelle est normale. On note un myosis des deux côtés ; le signe d'Argyll-Robertson également des deux côtés.

Les autres organes des sens sont normaux.

Le signe de Romberg existe. La marche est normale sauf la claudication causée par la mobilité de la tête du fémur gauche. L'incoordination a presque entièrement disparu.

— 57 —

La notion de la position des membres est conservée.

La sensibilité est atteinte. Les douleurs persistent, nocturnes ; elles surviennent tous les deux ou trois jours sous forme de légères crises de peu de durée. Elles siègent dans le creux poplité et les mollets. Les extrémités présentent un peu de retard des perceptions tactiles et douloureuses, les plantes des pieds de l'anesthésie.

Les troubles viscéraux sont absolument nuls, tous les organes sont normaux.

On ne trouve pas d'autres troubles trophiques que l'ancienne arthropathie coxo-fémorale gauche.

La ponction lombaire et l'examen du liquide céphalo-rachidien n'ont pu être pratiqués.

OBSERVATION VIII (*Inédite*).

Citée par M. Souques à la séance de la Société médicale des hôpitaux du 24 octobre 1902. M. Souques a eu la complaisance de me remettre la note suivante sur cette observation qui lui appartient.

Famille C....

Le père est mort à 47 ans paralytique général dans un asile d'aliénés. Il avait eu la syphilis.

La mère vit encore et est arrivée à la période paralytique du tabes. Depuis quelques années, elle est incapable de quitter le lit.

De ce mariage sont nés trois enfants : deux filles et un fils. Je ne connais pas le fils, au dire des siens c'est un bizarre, un mélancolique.

Les deux filles que j'ai examinées à diverses reprises sont toutes les deux atteintes de tabes.

L'une actuellement âgée de 32 ans, mariée et mère de deux enfants, présente, au moins depuis sept ans, des crises typiques de douleurs fulgurantes dans les membres inférieurs, et le signe d'Argyll-Robertson. Les réflexes rotuliens sont abolis.

L'autre, actuellement âgée de 30 ans, est vierge.

Elle a depuis l'âge de 19 ans de l'atrophie papillaire double, des douleurs fulgurantes dans les membres inférieurs et de l'abolition des réflexes rotuliens.

Il n'existe chez les enfants aucun stigmate notable de syphilis héréditaire.

OBSERVATION IX (inédite).

(Appartenant à M. Babinski).

M. et Mme R..., examinés en 1903.

Le mari a eu la syphilis à la fin de 1900. Il n'a suivi aucun traitement. En 1901, il a eu une phlébite. Depuis 3 ou 4 mois a débuté une parésie des membres inférieurs.

Actuellement on constate une paraplégie spasmodique, avec épilepsie spinale, signe des orteils, et troubles vésicaux.

Mme R., d'après les renseignements donnés par le médecin traitant a été contaminée dans les premiers mois de 1902.

Elle aussi a eu une paraplégie spasmodique avec douleurs violentes et des escharres entraînant la mort par infection.

DISCUSSION

L'existence de la paralysie générale et du tabes conjugaux, n'a jamais été mise en doute, et ces faits ont été admis aussitôt que signalés. Ils ne se distinguent en effet des cas observés chez des individus isolés, par aucune autre particularité que celle de survenir chez des conjoints et rien n'est changé dans la symptomatologie ordinaire de l'affection. Les symptômes peuvent être les mêmes chez les deux époux ; mais il arrive aussi que chacun d'eux peut avoir un certain nombre de signes, différents de ceux que présente son conjoint, signes qui se complètent les uns les autres, de façon qu'à eux deux les malades forment l'ensemble symptomatologique de l'affection. Tel entre bien d'autres le cas de Glorieux où le mari n'a pas de trace d'incoordination ; mais il est atteint d'une atrophie papillaire qui a amené une cécité complète ; la femme a l'appareil visuel intact, mais elle arrive à la période de paralysie du tabes et ils représentent assez bien l'aveugle et le paralytique de La Fontaine

Quant à la marche de la maladie, peut-être pourrait-on dire avec certains auteurs parmi lesquels Weir-Mitchell, Lalou, Souques et Hudovernig, que le tabes débute plus tôt chez la femme que chez le mari, qu'il y marche plus vite et qu'il s'y distingue par la gravité et l'abondance des symptômes. Cela s'observe en effet quelquefois, même quand le mari a eu le premier la syphilis, comme si la virulence de la cause morbide s'exaltait par ces passages successifs ; mais on ne peut rien voir là d'absolu ; et il faut mettre en regard l'opinion de Mœnkemœller qui vit trois fois le tabes débuter en même temps chez des conjoints syphilisés au même moment, et suivre chez eux une marche parallèle.

La première des observations inédites que je publie pourrait seule venir appuyer la première opinion, les autres y sont contraires. Je crois donc qu'il n'y a pas là un fait bien net.

La paralysie générale juvénile a été plus discutée. On retrouve dans sa symptomatologie des signes qui la rapprochent souvent de l'idiotie, de la démence simple ou de la syphilis cérébrale. En effet les délires y sont rares, l'intelligence diminue souvent jusqu'à disparaître, la parole peut devenir incompréhensible, le mutisme et le gâtisme peuvent y être très précoces. Les symptômes de foyer : attaques épileptiformes ou apoplectiformes, hémiparésie, hémiplégie, paralysies diverses et transitoires, y sont fréquents. Régis, Alzheimer, Raymond, ont particulièrement insisté sur ces particularités et ont démontré que malgré elles, le diagnostic de paralysie générale était certain. Au début, quand cette forme juvénile de la maladie était peu connue, on classait ces cas dans les affections diverses dont j'ai parlé ; et certains auteurs ont

longtemps persisté à nier la paralysie générale juvénile.
Les nombreux travaux de Régis, en particulier, ceux qui
ont été faits ou inspirés par Joffroy, et tous ceux que j'ai
cités dans l'historique ont établi son existence d'une
façon incontestable.

Le tabes hérédo-syphilitique est encore peu connu ; sa
symptomatologie ne diffère en rien du tabes de l'adulte.
On peut signaler avec Dydynski la fréquence du début par
des troubles vésicaux : l'incontinence d'urine en particulier. Les troubles de la vue et de la sensibilité surtout
aux membres inférieurs y sont aussi fréquemment
retrouvés. Mais il n'y a là aucun signe qui ne relève du
tabes, et il vient s'y ajouter des symptômes capitaux
comme l'abolition des réflexes et le signe de Robertson.
Il s'agit donc bien de tabes.

Je dois dire que si l'on examine systématiquement les
conjoints et les enfants des tabétiques et des paralytiques
généraux, ou les jeunes hérédo-syphilitiques, il arrive de
trouver chez eux des signes qui sont loin de former toujours l'ensemble symptomatologique du tabes ou de la
paralysie générale, mais qui constituent des cas à leur
début, des cas frustes. Les observations inédites que je
publie en sont souvent des exemples, et je suis amené
ainsi à examiner le bien-fondé de leur diagnostic.

Parmi les personnes citées dans ces observations il en
est, certes, chez lesquelles on peut affirmer sans contes-
tation possible l'existence de ces affections. Pour les
unes, l'union de troubles mentaux et de signes physiques impose le diagnostic de paralysie générale. La

femme dans la première observation a des troubles de l'intelligence, de la mémoire, du caractère et des idées mégalomaniaques. De plus elle a le signe de Robertson et de l'exagération des réflexes rotuliens. Le mari dans l'observation III, vient consulter pour des troubles à forme neurasthénique. Ses pupilles réagissent très faiblement à la lumière ; ses réflexes sont forts. Il ne s'agit plus de neurasthénie qui ne saurait apporter un trouble dans les réflexes, mais les troubles mentaux que l'on a attribués à cette affection, relèvent de la paralysie générale. On est confirmé dans cette conviction par le fait que le malade a des douleurs fulgurantes et des troubles vésicaux, ce qui indique que la moëlle est touchée comme le cerveau.

Le mari également dans l'observation V voit son intelligence baisser, sa parole est embarrassée et hésitante. On observe chez lui de l'inégalité pupillaire ; le réflexe pupillaire à la lumière est très faible, le réflexe achilléen très faible à droite.

Je crois que dans des cas semblables, la coexistence de troubles mentaux et de pareils signes objectifs suffit à affirmer le diagnostic. De même, chez plusieurs des malades dont je parle, la réunion de plusieurs symptômes capitaux : signe d'Argyll-Robertson, abolition des réflexes, douleurs fulgurantes, etc..., impose l'affirmation de l'existence du tabes.

Parmi ces cas je range le mari de l'observation II qui a le signe d'Argyll, de l'abolition des réflexes achilléens, et le réflexe rotulien faible à gauche ; le mari de l'obser-

vation IV qui présente le signe de Roberston, l'abolition
des réflexes tendineux des membres inférieurs, des douleurs fulgurantes et des troubles vésicaux ; et les deux
malades qui font l'objet de l'observation VII ; le mari
a le signe d'Argyll-Robertson, de l'inégalité pupillaire, le
réflexe achilléen aboli à gauche, le réflexe rotulien fort
du même côté, et des crises typiques de douleurs fulgurantes ; la femme a le signe d'Argyll-Robertson, du
myosis, de l'abolition des réflexes tendineux, le signe de
Romberg, des douleurs fulgurantes, une arthropathie
manifestement tabétique.

Enfin je peux y joindre les deux cas de tabes hérédo-
syphilitique de l'observation VIII, dans l'un il y a le signe
Robertson, de l'abolition des réflexes tendineux et des
douleurs, dans l'autre de l'atrophie papillaire, de l'abolition des réflexes et des douleurs.

Pour tous ces cas le diagnostic est certain. Il aurait pu
être hésitant pour la femme de l'observation II qui avait
eu la syphilis, puis de la diplopie, enfin une atrophie
papillaire évoluant au milieu de violentes céphalées et
aboutissant rapidement à la cécité complète. Il y avait
un léger nystagmus, les réflexes tendineux étaient forts,
la marche difficile. On aurait pu penser là à une tu-
meur cérébrale comprimant le chiasma ; les céphalées et
et le nystagmus cadraient bien avec l'hypothèse de gommes
cérébrales ; mais les troubles des réflexes et de la marche,
puis la diminution de l'intelligence et de la mémoire et
l'embarras de la parole permettent d'affirmer la paralysie
générale soit quil y ait eu des gommes cérébrales, ce qui

n'est pas contradictoire, soit que celles-ci aient fait défaut et que tous les symptômes aient relevé d'une méningite spécifique.

Les autres cas sont frustes, car on n'y retrouve qu'un seul symptôme capital, je crois néanmoins que l'on peut y affirmer le tabes, et je vais discuter ce diagnostic.

Le mari dans la première observation, la femme dans les observations IV et V ont comme seul signe objectif important l'abolition de réflexes tendineux des membres inférieurs. Peut-on dans ces cas poser le diagnostic ferme de tabes ? L'abolition des réflexes révèle une lésion du système nerveux : soit une névrite, soit la sclérose des cordons postérieurs de la moëlle ; quand elle existe sans aucun symptôme d'affection aiguë, on peut en effet circonscrire le diagnostic entre ces deux maladies, en rejetant en outre l'hypothèse de myopathies dont on ne relève aucun autre signe ; il s'agit d'une névrite ; elle doit être bilatérale. Or dans les cas que je cite on ne trouve pas d'autres antécédents que la syphilis ; et aucune intoxication capable de frapper les nerfs sciatiques n'est retrouvée ; pas de diabète ni d'alcoolisme ; le plomb ni l'arsenic ni aucun autre toxique ne paraissent exercer leur action. On ne retrouve aucun trouble de la sensibilité, pas de douleur spontanée, ni provoquée par la palpation ou l'électrisation du mollet ; aucun trouble moteur : pas de paralysie, pas de steppage, la marche est normale ainsi que la station, les muscles ne sont pas atrophiés, ils n'ont pas de réaction de dégénérescence ; aucun trouble vaso-moteur ou trophique. En un mot il s'agirait d'une névrite double et symétrique dont la cause aurait passé inaperçue, amenant l'abolition permanente ou du moins de très longue durée des réflexes, c'est-à-dire étant très tenace et par cela même sérieuse et qui malgré cela ne se révélerait par aucun autre symptôme morbide. Ce sont des faits contradictoires et qui suffisent à faire rejeter l'hypothèse de névrite, l'abolition des réflexes achilléens dans l'observation I survenant chez un syphilitique et restant permanente, sans s'accompagner de quelque autre signe que ce soit, doit donc faire pencher pour la sclérose des cordons postérieurs de la moelle, c'est-à-dire, pour le tabes. C'est justement le fait que ce symptôme est isolé et permanent qui permet de diagnostiquer ici un cas de tabes fruste. M. Babinski a d'ailleurs montré dans une communication à la Société de Neurologie que l'abolition des réflexes achilléens était très souvent le premier signe du tabes à son début.

De même pour les femmes dont je parle dans les observations IV et V l'abolition des réflexes tendineux des membres inférieurs conduirait au même diagnostic, mais chez la première on observe de la diplopie, de l'abattement, chez la seconde des douleurs fulgurantes. Il est logique de rattacher tous ces troubles à une cause unique, capable de les expliquer : le tabes qui devient par cela même plus évident.

Les femmes des observations III et IV ont comme seul symptôme capital le signe de Robertson. MM. Babinski et Charpentier (1) ont montré que ce signe était l'indice

---

(1) BABINSKI ET CHARPENTIER. Communication à la Société de Dermatologie et de Syphiligraphie, juillet 1899 et Thèse de Charpentier. Paris 1899.

d'une atteinte du système nerveux central par la syphilis. La présence d'autres signes est nécessaire pour permettre d'affirmer que la syphilis cérébro-spinale évolue vers le tabes, la paralysie générale, la méningo-encéphalite diffuse, etc. La première personne a de l'engourdissement des mains, des douleurs lancinantes dans les pieds ; la seconde a des douleurs fulgurantes et des troubles vésicaux. Il semble donc bien que la syphilis cérébro-spinale évolue ici vers le tabes, dont ce sont là des signes.

Le mari dans l'observation VI, peut rentrer dans ces deux catégories. Les réflexes de ses membres inférieurs sont très affaiblis : quoiqu'il y ait des personnes qui aient des réflexes faibles, il y a cependant une limite au delà de laquelle cela doit être considéré comme pathologique. Il y a presque abolition.

C'est ici le cas, mais cela ne suffirait pas à entraîner la conviction. Cet homme a de plus des pupilles qui ne réagissent presque plus à la lumière, malgré la meilleure technique on ne peut obtenir qu'une contraction très minime, ce qui, là aussi, équivaut presque à l'absence de réaction. Voilà donc deux causes de présomption et le sujet est suspect. Si l'on joint à cela des douleurs fulgurantes très nettes et caractéristiques, on est amené à conclure d'une façon ferme à l'existence du tabes.

Je pourrais faire la même discussion au sujet de quelques-unes des observations publiées par Charpentier dans sa thèse, et dont j'ai déjà parlé. La coexistence du signe d'Argyll-Robertson avec l'abolition de réflexes tendineux dans deux cas, avec des douleurs fulgurantes et des troubles vésicaux dans deux autres, permettent d'affirmer l'existence du tabes, quoique ces observations n'aient pas été données comme des exemples de tabes hérédo-syphilitique. De même dans les observations 1 et 2 de cette thèse, qui appartiennent à M. Babinski, on trouve : dans la première en même temps que le signe de Robertson, de l'inégalité pupillaire, des idées fixes et bizarres et de l'hypocondrie, chez un hérédo-syphilitique de 20 ans ; dans la seconde le signe de Robertson et des troubles mentaux : caractère emporté, indifférence, malpropreté, manque absolu de pudeur, intelligence faible et arriérée, défaut complet d'affectivité, chez une jeune fille de 14 ans hérédo-spécifique. La paralysie générale paraît fort vraisemblable.

J'ai cru nécessaire de discuter ces cas, qui n'avaient pas été examinés à ce point de vue.

J'ai donc passé en revue toutes les observations inédites que j'ai publiées dans cet ouvrage. J'ai montré que le diagnostic de tabes m'y paraissait juste. Il s'y trouve évidemment des cas frustes ; ce ne sont pas tous de ceux qui s'imposent et qui dès le premier abord amènent la conviction. Mais le diagnostic n'y est pas moins réel et sûr, et la maladie évolue mais n'en est qu'à son début. Ce sont pour le neurologiste et même pour le simple praticien qui est toujours le premier à les observer, les cas les plus intéressants et les plus importants, car c'est sur eux surtout que l'on peut espérer pouvoir influer par une thérapeutique active. Ce sont eux que l'on peut enrayer. Et ils sont certainement fréquents, mais comme ils sont difficiles à retrouver et que le diagnostic y est délicat, ils sont souvent méconnus.

C'est à cela que l'on doit de ne pas voir signaler plus fréquemment les cas de paralysie générale et de tabes conjugaux et hérédo-syphilitiques. Si l'on examinait systématiquement les conjoints et les enfants des tabétiques et des paralytiques généraux, et les enfants hérédo-syphilitiques, ces cas se multiplieraient sans aucun doute ; et je n'en veux qu'une preuve : c'est que les mêmes auteurs ont pu signaler de nombreux faits de ce genre. Ainsi, M. Babinski qui fait cette recherche systématique, quand cela lui est possible, pouvait annoncer en avril 1900 à la Société de Neurologie, qu'il avait observé une quinzaine de cas de tabes conjugal, 7 des observations inédites que je publie lui appartiennent et sauf une ont été prises depuis cette époque. Il a de plus publié deux cas de tabes hérédo-syphilitique. De même, Mendel en 1888 apporte 8 cas de paralysie générale conjugale, puis 7 cas en 1895, 1 cas en 1898, etc...

Régis publie en 1883 une première observation de paralysie générale juvénile, une seconde en 1885, 2 autres en 1891, enfin une dernière en 1901. Mirschl en rapporte 21 cas de 1895 à 1901.

Fournier observe 4 cas de tabes hérédo-syphilitique en 9 ans. Remack en voit 3 successivement, Bloch en rapporte un premier en 1897, un deuxième en 1902.

L'énumération pourrait être longue, et il me semble certain que beaucoup de faits de ce genre sont encore méconnus. Comment après cela en évaluer la fréquence ?

Elle sera toujours plus réelle qu'elle ne l'est en apparence et ne saurait pour le moment être exprimée par des chiffres. Mais si on ne peut établir la fréquence de ces cas par rapport à ceux de tabes et de paralysie générale ordinaires et survenant chez des adultes isolés, on peut rechercher quelles sont les formes les plus souvent observées parmi ces cas particuliers.

La paralysie générale conjugale paraît un peu plus fréquente que le tabes conjugal d'après les observations que j'ai rapportées, mais la différence est à peine sensible ; la coexistence d'un tabes chez la femme d'une paralysie générale chez le mari se voit moins souvent et je n'en retrouve que 11 cas parmi lesquels trois des observations inédites ; l'on ne voit que 8 fois la paralysie générale chez la femme et le tabes chez le mari. 3 cas sont rapportés par Mendel, 1 par Kaplan et Meyer, 1 par Lundborg, et j'y ajoute 2 observations inédites. Mais ce fait reste encore rare, quoiqu'il existe malgré l'affirmation contraire de Lalou.

On a estimé la fréquence de la paralysie générale juvénile à 1 pour 100 par rapport à la paralysie générale de l'adulte. Raymond et Sérieux abaissent ce chiffre à 1 pour 800. Le chiffre importe peu. Ces observations sont nombreuses et le deviennent chaque jour davantage. Wahl a signalé 12 observations où il y avait paralysie générale chez les parents en même temps que chez les enfants. Dees et Régis en ont publié deux nouvelles. Dans deux cas (Middlemass et Giannulli), le père ou la mère sont tabétiques. Enfin, Kaplan et Meyer ont vu un

enfant paralytique général, la mère était paralytique
générale, le père tabétique. Ce dernier cas est une forme
familiale de l'affection. Le tabes héré lo-syphilitique est
moins commun. J'en rapporte 35 cas. Il devrait donc
être considéré comme très rare, sans les réserves que
j'ai faites précédemment. 5 fois le père était tabétique,
et la mère 3 fois ; le père était paralytique général dans
3 cas ; dans 3 observations : celles d'Erb, de Brooksbank et
de Souques, les frères ou sœurs sont eux-mêmes tabétiques ; enfin dans les cas de Kutner et de Souques, on
voit toute la famille frappée, ce qui porte à 3 le nombre
des observations où l'on voit le père, la mère et un ou
plusieurs enfants atteints de ces affections.

Enfin on voit plusieurs fois des associations de paralysie générale et de tabes dans le même malade. (*Cas de
Marchand, Strümpell, Babinski, etc...*).

Telles sont les formes que peuvent affecter le tabes et
la paralysie générale hérédo-syphilitiques et conjugaux,
et leur fréquence relative. Voyons maintenant quelles
particularités ils présentent au point de vue de l'âge, du
sexe, de la race.

Chez les conjoints ces maladies surviennent en plein
âge adulte le plus souvent, comme lorsqu'elles sont iso-
lées. C'est vers 40 à 45 ans que l'on trouve la plus grande
fréquence. La femme est souvent frappée plus jeune, ce
qui tient, je crois à ce qu'elle est alors syphilisée peu
après son mari et qu'elle est moins âgée que lui.

La paralysie générale et le tabes hérédo-syphilitiques
ont leur plus grande fréquence de 15 à 20 ans. On a

cependant observé ces affections à un âge beaucoup moins avancé. La paralysie générale a plusieurs fois débuté vers 9 ans, Kaplan et Meyer l'ont vue chez un enfant de 6 ans.

Müller aurait observé à 2 ans de l'inégalité pupillaire chez une enfant qui devint plus tard paralytique générale. Était-ce déjà le début de la maladie. Dydynski a vu le tabes commencer chez un jeune garçon de 8 ans. On l'a signalé à 7, 10, 11, 12, 13 ans. Par contre on a rapporté des cas où la paralysie générale d'origine hérédo-syphilitique survenait à 40 ans (Wahl), où le tabes de même origine apparaissait à 28 ans (Souques), à 26 ans (Kalischer), à plus de 40 ans (Fournier).

Il n'y a aucune prédominance pour l'un ou l'autre sexe. Enfin j'ai signalé une observation de tabes conjugal chez des nègres (Francine), où l'on dit le tabes rare.

La cause de ces maladies est-elle univoque ? Ou au contraire tel cas relève-t-il d'une cause, tel autre cas d'une autre ? Quelques auteurs se rangent encore à la seconde opinion et incriminent mille conditions diverses comme nécessaires à la production de ces affections. Surmenage, chagrins, émotions morales, masturbation, excès vénériens, traumatisme, hérédité-nerveuse arthritique ou congestive, alcoolisme ou intoxications et infections variées. La majorité ont adopté l'opinion qui rattache le tabes et la paralysie générale à une seule cause dans l'immense majorité des cas : la syphilis acquise ou héréditaire, rejetant les autres conditions au rang de causes prédisposantes. Sans entrer dans une discussion détaillée de ces deux manières de voir, je vais examiner si ces causes se retrouvent dans les cas particuliers dont je m'occupe ici, et si on peut les concilier avec eux.

Tout d'abord y a-t-il une simple coïncidence dans ce fait que la maladie se développe chez les deux époux, chez un enfant ou chez plusieurs ? Est-ce le simple effet du hasard si toute une famille est frappée, comme j'en ai rapporté des exemples ? Ce serait donner un bien grand rôle au hasard, et je crois que l'on peut rejeter cette hypothèse. La même cause produit ici les mêmes effets. Il ne saurait pas davantage être question de contagion directe du tabes et de la paralysie générale.

Le même régime, les mêmes conditions de vie ne peuvent non plus expliquer ces faits. Comment comprendre alors l'exemple que je cite entre beaucoup d'autres : le cas d'Étienne et Spillmann, où une jeune fille de 29 ans qui avait eu à 19 ans des rapports avec un officier, devient paralytique générale, tandis que son séducteur, dont elle avait vécu depuis séparée, meurt lui-même de la même maladie ? Comparer ces faits au diabète conjugal ne résoudrait pas le problème, car cette affection est encore mal connue dans sa pathogénie.

Le surmenage, les chagrins, les émotions, la masturbation, les excès vénériens, le coït debout même, qu'on a incriminés, se retrouvent certainement avec une grande fréquence dans les cas dont je m'occupe, mais doit-on voir en eux autre chose que des circonstances banales ? On les retrouve tout aussi souvent chez les personnes indemnes de tabes que chez celles qui en sont atteintes.

J'en dirai autant de l'alcoolisme. Toutes ces conditions peuvent être décelées, elles peuvent se retrouver dans les cas, où une famille entière est atteinte. On pourrait les admettre chez le mari et la femme, mais chez des enfants de 5, 6, 9 et 10 ans qui sont tabétiques et paralytiques généraux trouve-t-on beaucoup d'alcooliques ? Leurs chagrins et leurs émotions sont-ils si nombreux ? Ont-ils fait des excès vénériens bien exagérés et bien prolongés ? Peut-on trouver là de quoi expliquer les lésions profondes de ces maladies et la gravité des symptômes ? Poser ces questions c'est les résoudre.

Le traumatisme a été invoqué par Gudden comme cause de plusieurs cas de paralysie générale. Il incrimine des chutes sur la tête. Le traumatisme est un fait si banal, auquel les malades rapportent si souvent le début de tous leurs maux, qu'il faut être circonspect avant d'en faire la cause du tabes et de la paralysie générale. Tous ceux qui ont reçu des traumatismes du crâne n'ont pas ces affections, et il faut rejeter cette circonstance au second plan, pouvant prédisposer au tabes mais non le créer.

L'hérédité nerveuse, congestive, arthritique rallie encore des partisans convaincus, surtout en ce qui concerne l'étiologie de la paralysie générale. Outre les travaux qui montrent cette hérédité moins fréquente dans le tabes et la paralysie générale, que dans bien d'autres maladies organiques, névroses ou psychoses ; et la rareté de ces affections chez les religieux qui ont aussi fréquemment que les autres personnes l'hérédité invoquée, il est une autre raison. Voit-on deux époux aussi différents que le mariage les a assemblés, et qui deviennent tabétiques ou paralytiques généraux avoir une hérédité névropathique chargée ? Cela a été recherché dans l'une des thèses que j'ai citées, et la réponse a été négative, car ces différentes hérédités réunies n'ont pu être placées qu'au troisième ou quatrième rang. L'alcoolisme passait avant.

Dans les cas où parents et enfants sont frappés, cette hérédité pourrait être invoquée avec plus de raison. Il est possible qu'il y ait là une prédisposition chez l'enfant, que son cerveau et sa moelle soient des lieux de moindre résistance. Mais l'hérédité ne me semble pas absolue, mais indirecte; et c'est la syphilis que l'enfant tient de ses parents avec la prédisposition au tabes par cela même, et non le tabes proprement dit.

Parmi les intoxications, l'ergotisme et la pellagre peuvent, d'après de nombreux auteurs, causer une sclérose aiguë des cordons postérieurs, un tabes suraigu. Je ne les retrouve pas ici, et d'ailleurs ils sont bien rares. Le saturnisme, l'arsénicisme, l'alcoolisme dont j'ai déjà parlé, donnent des pseudo-tabes par névrites. Le saturnisme souvent incriminé, n'est d'ailleurs pas relaté dans les observations que je rapporte. Force est donc de chercher ailleurs.

Restent les infections. Quelles sont donc celles qui peuvent atteindre le mari et la femme et parfois toute une famille avec des degrés de gravité différents ; et qui ont à la fois une action vive et prolongée, capable de se faire sentir à longue échéance, et de produire les altérations profondes et progressives du tabes et de la paralysie générale ; qui permettent toutefois une longue survie, qui n'altèrent pas sensiblement la santé des sujets, et ne se révèlent par aucun symptôme pendant l'évolution de ces affections ? Ces conditions me semblent indispensables. Il faut pour les remplir une infection bien banale, bien tenace, en apparence bien bénigne, en réalité bien grave, difficile bien souvent à être reconnue du médecin. Il faut de plus qu'elle soit contagieuse, sans être épidémique, pour qu'elle puisse être conjugale et communiquée aux enfants ou transmise héréditairement. Je ne crois pas qu'on puisse faire rentrer dans ce cadre autre chose que la syphilis. La vérole peut donc expliquer tous ces cas. Dès longtemps elle a été invoquée comme cause du tabes et de la paralysie générale isolés. Essmark et Jessen avaient entrevu son rôle en 1837. Mais Fournier fut le premier qui mit en relief son importance en 1876 et 1879. Il créa même au début la pseudo-paralysie générale d'origine syphilitique qu'il distinguait de la vraie par plusieurs signes, mais en 1893 et 1894, il affirmait que tabes et paralysie générale vraie étaient toujours, en pratique, d'origine syphilitique. De nombreux neurologistes ont appuyé son opinion.

Voyons donc si la syphilis se retrouve dans les cas dont je m'occupe, car il ne suffit pas qu'elle puisse les expliquer. Ici s'impose une statistique. Fournier mettait en doute celles où l'on relevait chez les tabétiques où les paralytiques généraux une faible proportion de syphilitiques. Il rappelait que dans les cas de gommes du voile du palais, accident manifestement spécifique et miraculeusement guéri par le traitement il arrivait de retrouver moins de 50 fois sur 100 la syphilis. Une mauvaise statistique ne serait donc pas une preuve. Mais celle que j'ai à dresser est, comme on va le voir, excellente à ce point de vue.

Pour la paralysie générale et le tabes conjugaux, les thèses de Crété et de Lalou retrouvent la syphilis dans la plupart des cas.

Rœcke qui peu après rassemble 69 observations conclut que la syphilis est niée deux fois seulement, mais que 18 fois elle n'a pas été mentionnée. Si j'examine les cas parus depuis, je trouve celui de Souques et ceux qui ont été cités à la Société de Neurologie en 1900 par MM. Babinski, Dupré, Gilles de la Tourette, en tout une vingtaine. La syphilis y est certaine. Francine publie une observation où se retrouve la même cause. Maenkemœller en apporte 18 ;où 12 fois la syphilis est certaine, 6 fois probable ou douteuse. Glorieux la nie dans un cas, mais le mari a eu d'une première femme 15 enfants dont 10 morts en bas-âge, la seconde femme reste stérile. Il y a doute pour le moins. Chevallereau et Chaillous en signalent deux cas dûs à un chancre du mari. Enfin sur 4 observations, Hudovernig retrouve 4 fois la syphilis et Lundborg la croit probable dans le fait qu'il rapporte.

Depuis Rœcke je trouve donc 47 cas, je dois y ajouter ceux de Kaplan et Meyer, et de Kütner vus à propos du tabes et de la paralysie générale hérédo-syphilitiques et où la syphilis est certaine, et huit des observations inédites que je publie.

Dans les trois premières, la syphilis a été constatée chez le mari et la femme, dans les observations IV, V, VI et VIII elle a été observée chez le mari seul ; mais la contamination de la femme reste probable. Dans la VII° la syphilis n'est pas avouée, mais sur 5 grossesses la femme a eu d'abord 3 fausses couches de 5 mois, 6 mois et demi et 7 mois, puis un enfant mort en bas-âge ; le mari reconnaît la possibilité d'avoir été contaminé au contact d'amis suspects ; enfin le traitement du tabes par le calomel a amené une notable amélioration chez la femme comme chez le mari. La syphilis me paraît donc certaine.

Sur 87 cas que je rapporte depuis Raecke, il y en a donc un seul, celui de Glorieux, où la syphilis soit niée. J'ai déjà dit qu'il y avait doute pour le moins. Dans tous les autres cette infection est probable. La proportion du nombre des cas où la syphilis est retrouvée d'une façon certaine ou probable, au nombre de cas observés est par conséquent bien près de 100 pour 100.

Pour la paralysie générale juvénile, les thèses de Thiry et de Delmas relèvent 69 observations ; dans 6 seulement la syphilis est niée mais dans 2 cas elle est certaine, dans 2 autres probable ; il ne reste donc 2 fois seulement sur 69 où la syphilis ne soit pas retrouvée. La proportion est de 97 pour 100 en faveur de la syphilis.

Depuis, l'hérédo-syphilis sur 36 cas que je relate avec renseignements est certaine 32 fois, probable 2 fois. Elle est niée 2 fois dans des observations de Marchand et de Devay. On a encore la proportion de plus de 94 pour 100.

Pour le tabes hérédo-syphilitique j'ai rassemblé 35 cas,

dans 2 je n'ai pas de renseignements; ceux d'Idelsohn que je n'ai pas retrouvés, il en reste 33. La proportion est ici de 100 pour 100 car l'hérédo-syphilis est certaine dans tous les cas. En effet on ne retrouve pas dans tous les cas des stigmates d'hérédo-syphilis, mais la syphilis des parents est toujours certaine, et les fausses couches ou les morts-nés parmi les grossesses de la mère tendent alors à faire conclure, sans crainte d'erreur, à la syphilis transmise héréditairement.

Dans l'observation inédite de M. Souque que je publie, l'une des filles frappées de tabes est vierge, les parents syphilitiques. Comment ne pas admettre l'hérédo-syphilis malgré l'absence de stigmates notables ? Cette affection ne laisse pas forcément des traces visibles à la seule inspection. Dans les autres cas où il n'y a pas de stigmates et ce sont les moins nombreux, on doit conclure de même et pour les même raisons.

Si l'on réunit ces statistiques en une seule on arrive au chiffre de plus de 98 %. A peine plus d'un cas pour cent où la syphilis n'est pas relevée. Je crois donc que le résultat est concluant et que cette maladie doit être admise comme la cause principale, l'unique cause déterminante, les autres étant rejetées au second rang.

Il n'est même pas nécessaire d'invoquer ici, pour appuyer cette opinion, toutes les raisons qui militent en faveur de l'origine syphilitique du tabes et de la paralysie générale; leur fréquence dans les lieux et les classes de la société où la vérole est fréquente ; dans les grandes villes, chez les prostituées, les officiers, les commis-voyageurs, etc., leur rareté quand la syphilis est rare, à la campagne surtout dans certaines régions, chez les religieux, etc. ; la nature des lésions, et la lymphocitose du liquide céphalo-rachidien. Il n'est même pas nécessaire de rappeler que les malades dont je parle, ne sont jamais vus porteurs d'un chancre induré. On pourrait dire aussi que la syphilis peut être ignorée de celui qui l'a contractée, qu'elle peut être dissimulée, oubliée par les paralytiques généraux amnésiques, que le malade peut avoir eu une syphilis héréditaire à manifestations tardives qu'aucun stigmate ne révèle. Il suffirait que deux fois sur cent il en ait été ainsi dans les cas que j'étudie ici, pour que en toutes circonstances on retrouve la syphilis à leur origine.

Je n'insisterai pas non plus sur l'opinion de Fournier qui fait du tabes et de la paralysie générale des manifestations spéciales de la syphilis tertiaire, différentes des autres lésions que l'on est habitué à rencontrer, surtout en ce que le traitement agit peu sur elles. Il les croit d'origine mais non de nature syphilitique et les appelle para-syphilitiques et para-hérédo-syphilitiques. Je ne dirai rien non plus de l'hypothèse de Strümpell qui croit les lésions nerveuses du tabes et de la paralysie générale causées par les toxines du microbe spécifique, et les autres lésions syphilitiques causées par le microbe lui-même.

Ce sont là des opinions que l'état actuel de la science ne permet pas de vérifier. Il reste ce fait que la syphilis peut provoquer les désordres anatomiques qu'on observe dans les cas de tabes et la paralysie générale, que je rapporte, et qu'on la retrouve d'une façon on peut dire

constante dans les antécédents des malades. On peut établir là une relation de cause à effet et cela permet d'étendre cette donnée aux cas de tabes et de paralysie générale
survenant chez des adultes isolés.

Etant donc admis que la syphilis en est la cause première, comment expliquer que deux époux soient atteints ?
D'où vient que la syphilis qui est bien loin de déterminer
toujours ces maladies puisse frapper ces deux individus
réunis par le mariage et auxquels elle crée un second lien ?

Car enfin tous les syphilitiques ne deviennent pas tabétiques. Morel-Lavallée et Marie ont émis l'hypothèse qu'il
s'agissait peut-être d'une virulence spéciale, d'une syphilis à virus nerveux. Ils considèrent la vérole des conjoints comme ayant dans la plupart des cas la même
origine, l'un deux, le plus souvent le mari, la trans-
mettant à l'autre. Ils assimilent alors ces faits à ceux
où plusieurs personnes qui avaient puisé la syphilis à la
même source sont tous devenus tabétiques ou paralytiques
généraux. C'est là une hypothèse. MM. Souques et Babinski se sont demandé si elle était exacte dans les cas
qu'ils publiaient. Ils n'ont pas conclu. Je n'oserais le
faire, pour ma part. Je rapprocherai cependant de ces
faits l'observation de Mendel (*Neurol. Central*, 1898), où
une femme tabétique veuve d'un premier mari syphilitique qui l'avait contaminée et qui était mort de paralysie
générale, se remarie à un autre homme qui à son tour
devient tabétique. Elle avait probablement transmis au
second mari la syphilis du premier.

Je citerai encore dans le même ordre de faits, le cas de

paraplégie spasmodique conjugale manifestement spécifique qui fait l'objet de l'observation IX, et que je n'ai
publié que dans ce but. Là encore la même syphilis a
déterminé les mêmes effets. Les mêmes raisons doivent
être invoquées pour expliquer cette coïncidence. Faut-il
admettre qu'il est des syphilis qui aiment les cordons
latéraux de la moelle, les méninges, les cordons postérieurs ou le cerveau comme il en serait d'autres qui
tendraient vers les accidents tertiaires graves, vers le pha-
gédinisme, etc.

Il doit y avoir des ménages où la syphilis affecte chez
les deux conjoints une même forme et différente de celles
dont je m'occupe. Cela ne serait pas contraire à l'hypothèse de Morel-Lavallée et de Marie. Mais en somme on
ne saurait rien affirmer.

On pourrait répéter ici cette discussion pour expliquer
les cas de tabes et de paralysie générale hérédo-syphilitiques, et les cas familiaux. Peut-être faudrait-il admettre
une prédisposition de l'enfant, lorsque ses parents sont
frappés. Sa moelle, des méninges, son cerveau seraient
alors un « *locus minoris resistentiæ* ».

Mais pourquoi discuter sur des faits où la preuve man-
querait ?

Ces derniers cas sont souvent, je le signale en passant,
intéressants pour l'étude de l'hérédo-syphilis, précoce dans
les cas où l'affection survient à 5 ou 6 ans, tardive quand
elle ne se manifeste que par un début de tabes en plein
âge adulte, vers 40 ans, comme j'en ai cité des exemples.

Si donc la syphilis est la cause de ces faits, leur prophylaxie sera forcément la prophylaxie et le traitement de cette affection. Une période d'attente entre la contamination et le mariage, période remplie par un traitement sérieux et prolongé, la reprise de la médication spécifique avant le mariage, avant la fécondation ou la conception, et pendant la grossesse si la femme était la première atteinte ou a été infectée ; le traitement soigneux des enfants qui ont pu naître vivants s'ils sont eux-mêmes atteints, telles sont les premières mesures de prophylaxie. J'y joindrai l'examen systématique des conjoints des enfants, des ascendants s'il s'agit de jeunes sujets, des tabétiques et des paralytiques généraux, et aussi des enfants hérédo-syphilitiques, sur lequel j'ai déjà insisté. On décèle souvent ainsi la même maladie chez des personnes qui ne croyaient pas avoir le moindre trouble dans leur santé. On découvre des cas frustes qui convenablement traités peuvent être enrayés.

Ce traitement, malgré ce que dit Fournier ; que la médication spécifique a ordinairement peu de prise sur ces affections, doit être le traitement mercuriel ou mixte intensif et prolongé.

Il a été et il est encore bien combattu, mais c'est le seul rationnel et s'il ne donne que de rares guérisons, il améliore souvent et arrête plus souvent encore l'évolution (1), ce qui en montre l'importance au début de la maladie.

(1) Voir à ce sujet la thèse de Paris d'Espitalier (décembre 1902), l'un des derniers ouvrages parus sur les résultats du traitement mercuriel dans le tabes.

Le choix de la préparation mercurielle est indifférent, quoique les injections intra-musculaires de calomel soient particulièrement actives. La dose importe plus. Elle doit être aussi élevée que faire se peut sans amener l'intoxication. Enfin, prolonger ce traitement pendant de longs mois avec de courts intervalles de repos est une condition essentielle, si l'on veut obtenir un résultat réellement satisfaisant. Ce traitement n'a d'ailleurs rien de particulier aux cas dont je m'occupe.

CONCLUSIONS

Il existe des cas où tabes ou paralysie générale surviennent chez des conjoints, chez des enfants hérédo-syphilitiques, ou chez 3 ou 4 membres d'une même famille.

Ces faits sont rares au premier abord ; en réalité ils sont déjà d'une fréquence relative et se multiplieraient s'ils étaient systématiquement recherchés.

Leur symptomatologie et leur évolution ne diffèrent pas de celles des cas de tabes ordinaires.

L'âge moyen où ils surviennent est le même dans la paralysie générale et le tabes conjugaux que dans ces maladies en général.

Quand ces affections sont d'origine hérédo-syphilitiques, leur début a varié de 5 à 10 ans. Ces cas sont intéressants pour l'étude de l'hérédo-syphilis précoce ou tardive.

La syphilis est relevée dans plus de 98 pour 100 des cas, il faut donc lui donner dans l'étiologie un rôle prépondérant. Cela confirme la doctrine de Fournier qui regarde ces affections comme étant toujours en pratique d'origine spécifique.

Mais on ne peut expliquer d'une façon nette pourquoi la syphilis produit les mêmes effets chez certains conjoints, quelle est la cause qui la porte à déterminer le tabes ou la paralysie générale chez plusieurs membres d'une même famille.

La prophylaxie sera la prophylaxie et le traitement de la syphilis, et l'examen systématique des conjoints, des enfants, des parents, des tabétiques et des paralytiques généraux, et aussi l'examen des jeunes hérédo-syphilitiques.

On décélera souvent ainsi des cas frustes à leur début et sur lesquels le traitement pourra agir efficacement. Celui-ci devra être le traitement anti-syphilitique intensif et prolongé.

BIBLIOGRAPHIE

1° Paralysie générale et Tabes Conjugaux

Je ne citerai ici que les travaux postérieurs aux thèses de Lalou et de Crété ou qui n'y ont pas été signalés. Les autres sont relatés dans l'historique.

Henri.—Thèse de Bordeaux, 1901. *Contribution à l'étude des rapports de la paralysie générale et de la syphilis. Paralysie générale conjugale et paralysie générale juvénile.*

Orsté. — Thèse de Paris, 1899. *La paralysie générale chez la femme et la paralysie générale conjugale.*

Lalou. — Thèse de Paris, 1899. *Tabes chez les conjoints.*

Luhrmann. — *Neurologisches Centralblatt*, 1893.

Mendel. — *Neurologisches Centralblatt*, 1898.

Etienne et Spillmann.—Société de Dermatologie et de syphiligraphie, Avril 1898.

Rœcke. — *Monatschrift für Psych. und Neurol.*, 1899.

Souques. — Société de Neurologie, 5 avril 1900.

Francine. — *Journal of Nervous and Mental Disease*, 8 juin 1900.

Maenkemœller. — *Monatschrift f. Psych. u. Neurol.*, déc. 1900.

Glorieux. — *Journal de Neurologie*, n° 2 de 1902.

Chevallereau et Chaillous. —Société d'Ophtalmologie, 4 février 1902.

Hudovernig. — *Pester med. chirurg. Presse*, janvier 1902. Analysé dans le *Neurologisches Centralblatt*, 13 août 1903.

Hudovernig. — *Centralblat f. Nerven. u. Psych.*, 13 août 1902.

Lundborg. — *Psychiat. Neurol., Wochensch.*, 1902, n° 27

2° Paralysie générale hérédo-syphilitique.

Je ne citerai que les ouvrages postérieurs aux thèses récentes de Thiry et de Delmas. Les autres sont signalés dans ces thèses et j'en ai déjà parlé dans l'historique.

Vrain. — Thèse de Paris, 1887. *De la paralysie générale précoce.*

Henri. — Thèse de Bordeaux, 1891.

St-Maurice. — Thèse de Paris, 1896. *De la paralysie générale juvénile.*

Thiry. — Thèse de Nancy, 1898. *Paralysie générale dans le jeune âge.*

Delmas. — Thèse de Bordeaux, 1899. *Paralysie générale des adolescents.*

Wahl. — Thèse de Paris, 1899. *Descendance des paralytiques généraux.*

Giannulli. — *Rivista quindicinale di psicol. psych. neurop.*, nov. 1898.

Hochsinger. — *Wiener Dermal. Geselschaft*, mars 1899.

Dées. — *Psych.-Wochens.*, août 1899.

Thomson et **Welch.** — *The Bristish medical Journal*, avril 1899.

Mott. — *Archives of Neurology*, 1899.

Giannulli. — *Rivista sperimentale di frenatria e med. leg.*, déc. 1899.

Toulouse et **Marchand.** — *Bulletin de la Soc. méd. des hôpitaux,* 29 juin 1899 et *Revue de psych.*, juillet 1899.

Gumpertz. — *Arch. f. Psych.*, 1900.

Kaplan et **Meyer.** — *Allgmeine Zeits. f. Psych.*, mars 1900.

Marchand. — *Soc. Méd. psych. Annales méd. psych.* et *Revue de psych.*, mai et juin 1900.

Worcester. — *American Journal of Insanity*, 1901, n° 1.

Hirschl. — *Wiener Klinische Wochenschrift*, mai, 1900.

Vurpas et **Marchand.** — *Soc. et Annales méd. psych.*, mai, 1901.

Devay. — Congrès de Limoges, août 1901.

Regis. — *Ann. Médic. psych.*, n° 66, 1901.

Dupré et **Pagniez.** — Congrès de Grenoble, 1902.

3° Tabes-hérédo syphilitique

Remack. — *Berliner Klinische Wochenschrift*, 1883, n° 7.

Strümpell. — *Neurol. Centralbl.*, 1889, n° 5.

Adler. — *Deutsche med. Wochenschr.*, 1893.

Fournier. — *Affections parasyphilitiques*, 1894.

Gowers. — *Syphilis des Nervensystems*, 1893.

Mendel. — *Festschrift für Lewin*, 1893.

Bloch. — *Neurologisches Centralblatt*, 1897, p. 94.

Barthélemy, — *Société française de Dermatologie et de, syphiligraphie*, juillet, 1897.

Kalischer. — *Neurologisches Central.*, 1897, p. 1118.

Charpentier. — *Thèse de Paris*, 1899.

Dydynski. — *Neurol. Central.*, 1900, p. 208.

Kutner — *Allgm. Zeits. f. Psych.*, 1900, tomo 57, fasc. 11, page 415.

Brooksbank. — *Lancet*, déc. 1901.

Bloch. — *Neurol. Central.*, 403, 1er février 1902.

delsohn. — *Deutsch Zeitschr. f. Nerven.*, 1902, p. 267.

Von Brasch — *Deutsche. Zeits. f. Nerven. XX Heft* 5 u. 6.

Von Halban. — *Jahrbuch, f. Psych. Heft* 2 u. 3. 1901.

Babinski. — *Soc. Médicale des Hôpitaux*, 21 octobre 1902.

Déjerine et Thomas, *Maladies de la moëlle*, 1902.

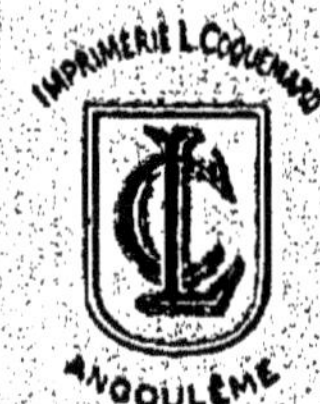

IMPRIMERIE L. COQUEMARD
ANGOULÊME